AF373555

RAPPORT

SUR

LA VACCINE

OU

TRAITÉ

SUR CETTE MALADIE,

Dans lequel on trouve la Réponse aux Questions rédigées par les Commissaires de l'École de Médecine de Paris, sur la pratique et les résultats de cette nouvelle Inoculation en Angleterre et dans les Hospices de Londres, où on l'a adoptée.

PAR A. AUBERT, *Docteur en Médecine.*

NOUVELLE ÉDITION,

Augmentée du Traité de la Vaccine chez la vache.

Prix, 1 fr. 20 c. br., et 1 fr. 50 c. par la poste.

A PARIS,

Chez RICHARD, CAILLE et RAVIER, Libraires,
rue Haute-Feuille, n°. 11.

AN IX.

On a donné le nom de *Vaccine*, à une espèce de bouton, particulière au pis des vaches. Par le contact du pus qu'il renferme, ce bouton se reproduit sur l'homme, et lui ôte la susceptibilité de prendre la petite vérole. Le docteur Jenner fut le premier Médecin qui, jugeant cette tradition des gens de la campagne digne d'examen, étudia la nature et les effets de cette éruption pustuleuse, appelée en Angleterre *Petite Vérole des vaches*. En 1798, ce Médecin en donna la description, avec une suite d'expériences et d'observations. Il prouvoit que cette maladie se propage par inoculation, comme la petite vérole, et qu'elle en est le préservatif, quoiqu'elle ne produise jamais qu'un seul

a ij

iv

bouton. L'ouvrage de Jenner fixa l'attention des Anglais : plusieurs Médecins répétèrent ces expériences ; en peu de temps ils parvinrent à connoître la vérité, ils se hâtèrent de la répandre.

Le bruit de cette heureuse découverte étoit à peine arrivé jusques à nous, que déjà en Angleterre plusieurs milliers d'individus avoient joui de l'immense avantage qu'une maladie, qui se borne à une affection locale, a sur une maladie aussi grave que la petite vérole. En France, l'Institut National et l'École de Médecine, nommèrent des Commissaires pour examiner cette découverte ; mais quelque impatience qu'on eût de répéter les expériences des Anglais, on ne put le faire tout de suite. Cette maladie des vaches n'est pas connue sur le continent ; si elle y existe, elle n'a pas encore été observée. Il fallut attendre que les Anglais nous envoyassent de la matière des boutons : la difficulté des communications empêcha pendant long - temps que ce virus pût nous parvenir avant qu'il eût perdu son efficacité. Rebuté par les tentatives infructueuses que j'avois faites conjointement avec M. Pinel, au commencement de l'an 8, je résolus d'aller en Angleterre. Les Commissaires de l'École de Médecine, me remirent des questions dont les trois points principaux regardoient, 1°. l'éruption pustuleuse du pis des vaches, qui fournit la matière à inoculer ; 2°. le choix de la matière et les moyens de lui conserver son efficacité ; 3°. la marche de la Vaccine considérée dans l'homme.

M. Jenner, et M. Woodville médecin de l'hôpital de la Petite Vérole et de la maison d'Inoculation de Londres, mirent beaucoup d'empres-sement à me fournir les moyens de connoître la vérité que je venois chercher auprès d'eux. Ces deux ino-culateurs avoient obtenu des résultats différens en inoculant l'un et l'autre la même maladie. Cette différence faisoit le sujet d'une des questions les plus importantes que l'École de Mé-decine m'avoit chargé d'examiner. Jenner affirmoit que la maladie se borne à une éruption locale; Wood-ville citoit un grand nombre de cas d'une éruption varioleuse à la surface du corps. Pour me mettre à portée de juger par moi-même, M. Woodville m'offrit d'entrer comme élève dans son hospice, et de suivre avec lui les inoculés qu'il avoit en ville. Si j'ai pu satisfaire à quelques-unes des questions qu'on m'avoit remises, je le dois à ce Médecin philanthrope ; si mon rapport est de quelque utilité, M. Woodville aura en France, comme en Angleterre, contribué à répandre cette utile découverte.

Quoique mes descriptions soient fondées sur des observations faites en Angleterre, on peut en faire usage dans d'autres pays. L'expérience nous a montré que la Vaccine est la même dans tous les lieux où on l'a transportée. Nous devons au zèle infatigable des Médecins qui composent le Comité médical de la Vaccine, de posséder à Paris ce préservatif de la petite vérole (1). A Genève, six

(1) M. Woodville a eu la satisfaction d'aider ce Comité dans ses recherches, en lui donnant le moyen de les continuer. La matière de Vaccine dont on se sert à Paris, a été prise dans la maison d'Inoculation à Londres. Arrivé à Boulogne-sur-Mer, M. Woodville inocula trois enfans.

viij

cents personnes ont déjà été inoculées par cette nouvelle méthode : un médecin Anglais, M. Nowel, l'a également répandue dans Boulogne-sur-Mer. Les rapports de tous ces inoculateurs coïncidant parfaitement, prouvent que la nature, ainsi que les effets de ce nouveau virus, sont les mêmes dans tous les temps, dans tous les lieux, et que nous pouvous nous emparer des observations des Anglais, comme nous nous sommes emparés de leur découverte.

A Paris, il inocula avec la matière que ces enfans lui fournirent, le fils du citoyen Colon : c'est le bras de cet enfant qui a procuré le virus pour les inoculations qu'on a faites depuis lors en France.

TRAITÉ

TRAITÉ

DE

LA VACCINE.

De la Vaccine chez la vache.

IL paroît que la Vaccine a une très-haute antiquité ; le nom qu'elle porte en Irlande feroit remonter son existence jusques aux temps obscurs des Celtes (1). En Angleterre, les paysans la connoissent par tradition, et il est impossible de déterminer le moment où elle a paru, ou celui auquel on l'a observée pour la première fois. Cependant avant Jenner, elle étoit peu connue, ou pour mieux dire, elle ne l'étoit point ; n'intéressant que foiblement les fermiers et les gens qui soignent leurs bestiaux, les médecins vétérinaires n'en ont pas parlé ; et il n'en est fait mention dans aucun de leurs ouvrages.

Les gens de la campagne savent distinguer l'éruption, qu'ils appellent petite vérole des vaches,

---

(1) Les Irlandais appellent encore aujourd'hui *Shinach*, cette maladie que les Anglais nomment *Cowpox*. Dans la langue Celte, *Sinne* signifie pis ; *Agh* vache. Cette étymologie, trouvée par M. Lubbok, paroît vraie.

A

des autres éruptions qui paroissent sur la mammelle de ces animaux ; mais le tact seul les guide, et nous ne possédons point une description de cette maladie, capable de la faire reconnoître à celui qui ne l'a pas encore vue.

Il se développe sur le pis de la vache des pustules d'une teinte livide et bleuâtre ; la peau qui les environne est enflammée ; ces boutons sont engagés dans le cuir, ils y entrent profondément ; ils y font des creux, et c'est là un des traits les plus prononcés qui les distingue des autres espèces de pustules qui sont toujours superficielles. Ces tumeurs dégénèrent aisément en ulcères phagédéniques ; mais c'est une suite du frottement de la main, qui en maniant le pis de la vache, déchire le bouton, et enlève chaque jour l'escare qui se formeroit sans cela (1). La même chose arrive chez l'homme, lorsqu'on entame la tumeur.

Si la couleur des boutons de la vache diffère de celle de ceux que le même virus développe sur l'homme ; cela tient à la nature de la peau : du reste, leur apparence est la même.

Nous pouvons nous consoler de ne pas posséder un diagnostic plus exact de la Vaccine chez les vaches, puisque nous avons un moyen sûr et très-simple pour la reconnoître. En effet, par-tout où les mêmes animaux ont quelque affection

---

(1) On se sert alors d'applications astringentes, telles que les solutions d'acétite de plomb et de sulfate de zinc.

analogue à celle dont nous nous occupons, on peut tout de suite en approfondir la nature, en essayant son action sur l'homme. Il suffira de prendre la matière renfermée dans ces boutons, d'en inoculer quelques individus, et de voir si ce virus développe sur eux la tumeur vaccinale ; enfin ce sera bien la Vaccine, si les sujets inoculés de la sorte perdent la susceptibilité de prendre la petite vérole.

Ce qu'il est plus important de connoître, est l'effet que cette maladie produit chez l'animal même ; puisque nous lui empruntons un principe morbifique ; il est intéressant de savoir jusqu'à quel point il en souffre, et s'il ne lui est jamais funeste. L'analogie entre l'homme et les bêtes, pour les maladies, n'est point un raisonnement chimérique. Si nous ne nous communiquons pas aisément les contagions qui nous sont particulières, celles qui ont la malheureuse propriété d'atteindre la race humaine et celle des animaux, conservent leur caractère, comme le fait la petite vérole. Il est donc très-rassurant de savoir que les vaches ne sont jamais que légèrement affectées par la Vaccine. Lorsque cette éruption se déclare dans un troupeau, on ne voit point l'animal qui en est atteint, languir, refuser la nourriture, se tenir à l'écart, et donner aucun de ces signes funestes qu'on observe lorsqu'une épizootie ravage les campagnes. Les fermiers ne remarqueroient souvent pas cette maladie , si leurs domestiques ne la prenoient pas, et si la secrétion du lait n'étoit pas diminuée par la fièvre qui accompagne ces pustules.

On a remarqué que les vaches laitières sont les seules sur lesquelles la maladie paroît ; ce n'est pas que cet état soit nécessaire au développement de l'éruption ; mais celles qui donnent du lait sont plus exposées à l'infection. La personne qui les trait les inocule, en portant sur leurs mamelles la matière du bouton qui s'est développé sur un seul animal.

Car une observation assez longue a montré que, parmi les vaches comme parmi les hommes, ce mal n'est point contagieux ; l'air ne porte pas le virus qui le reproduit, et même pour qu'il se communique d'un animal à un autre, il faut que la matière soit appliquée sur une partie dépouillée de la peau, ou recouverte d'une épiderme extrêmement mince. Souvent le troupeau entier d'un propriétaire est affecté de cette maladie, tandis que celui du voisin, qu'une haie ou un fossé étroit sépare à peine, en est exempt.

Depuis que la Vaccine est devenue pour nous d'un intérêt aussi grand, on a recherché sa cause, ou du moins on a essayé de découvrir comment elle vient aux vaches. On l'ignore encore ; car l'expérience qui constate tous les jours la propriété que cette maladie a de nous garantir de la petite vérole, n'a pas confirmé l'origine que lui attribue celui qui nous l'a fait connoître.

Jenner croit que la Vaccine ne se développe que par accident ; selon lui, c'est le pus de la plaie du cheval malade du *grease* (1), qui crée la Vaccine, lorsque quelque domestique peu soigneux touche le pis de la vache après avoir pansé le cheval ; la matière qui suinte du sabot de cet animal, produit, il est vrai, des boutons ou des ulcères sur les mains de ceux qui le soignent ; mais ces gens-là n'en sont pas pour cela mis à l'abri de la contagion variolique. La matière du *grease* n'acquiert donc la propriété de préserver de la petite vérole, qu'autant qu'elle a été reproduite dans le corps de la vache, et qu'elle y a créé et subi une nouvelle élaboration. Cette explication est si bizarre, que notre esprit a de la peine à l'adopter. Cependant, si des faits multipliés en attestoient la vérité, il faudroit bien croire Jenner là-dessus comme sur le reste ; au fond, cela ne seroit pas plus extraordinaire que l'effet préservatif de la Vaccine, telle que nous la connoissons.

Mais jusques à présent, les expériences de MM. Woodville et Coleman n'ont pas confirmé cette découverte singulière ; et les preuves que Jenner en a données reposent sur ce que, dans

______

(1) Eaux aux jambes.

quelques fermes, la maladie des vaches a paru en même temps que celle des chevaux. Quelque rapprochée qu'ait été cette coïncidence, elle ne suffit pas pour prouver que de ces deux phénomènes l'un soit la cause et l'autre l'effet. D'ailleurs la Vaccine a souvent paru dans des lieux où il n'y avoit point de cheval (1).

En Angleterre, cette maladie se développe au printems, et règne jusqu'au milieu de l'été ; elle est endémique dans un très-grand nombre des comtés de ce royaume. Elle existe, selon le docteur Decarro, dans le Holstein ; et l'on a plusieurs raisons pour croire qu'elle affecte également les vaches dans beaucoup de pays où on ne l'a pas encore observée.

De la Vaccine chez l'homme.

Les médecins qui ont traité de la Vaccine, Jenner qui nous l'a fait connoître, Voodville qui l'a répandue, Pearson, Odier, Decarro et

---

(1) Le docteur Jenner publiera incessamment des faits nouvellement observés, qui semblent prouver sa théorie. Le docteur Marcet nous en communique un, qui seul pourroit trancher la question. M. Coleman a réussi à inoculer la vache, avec de la matière prise au sabot du cheval malade des eaux aux jambes. Cette inoculation a produit un ulcère dont la matière portée et appliquée sur un homme, lui a donné la Vaccine.

plusieurs autres, ont recueilli avec soin les résultats de leurs inoculations : grace à l'exactitude avec laquelle ils ont présenté ces différens tableaux, on a, dès le commencement, possédé une histoire complette de cette maladie ; mais l'insertion du virus de la Vaccine, n'ayant pas chaque fois produit précisément les mêmes effets ; quelques symptômes ayant paru sur un individu, et ne s'étant point présentés sur un autre, il restoit un dernier pas à faire pour rendre la description de la Vaccine aussi utile qu'elle étoit déjà exacte. Il a fallu déterminer parmi ces différens symptômes, quels sont ceux dont la présence est nécessaire à la réussite de l'inoculation, et nous donne la certitude que la Vaccine a agi sur la constitution du sujet inoculé.

En conséquence, on a appelé *symptômes nécessaires* ou *essentiels*, ceux qui garantissent de la petite vérole, lors même qu'ils paroissent seuls ; *symptômes concomitans*, ceux qui, produits par la Vaccine, ne préservent point de la petite vérole, lorsqu'ils paroissent indépendamment des premiers ; et *symptômes accidentels*, ceux qui surviennent quelquefois à la suite de l'inoculation de la Vaccine, mais que toute autre tumeur auroit pu produire également.

Cette division est fondée sur la nature de la chose, et les nombreuses expériences faites en Angleterre, et depuis répétées tant de fois sur le continent, nous ont mis à même de déterminer d'une manière précise, quels sont les symptômes que l'on doit ranger dans l'une ou l'autre de ces trois classes. Nous avons appris que le seul symptôme essentiellement nécessaire, est la tumeur produite par le virus à la place de l'inoculation ; que nous devons mettre dans la seconde classe, l'auréole, la fièvre constitutionnelle et les éruptions, quoique ces symptômes accompagnent fréquemment la tumeur ; et que dans la troisième, se trouve la suppuration, l'inflammation du bras, et les mouvemens de fièvre qui ont lieu, après que la tumeur a commencé à sécher, et l'auréole à disparoître.

Cette division est extrêmement importante ; c'est en l'établissant, que ceux qui ont suivi Jenner ont ajouté à sa découverte ; et c'est en s'attachant à cette même division, que l'inoculateur évitera des erreurs funestes.

La Vaccine est une maladie aussi constante dans sa marche que dans sa bénignité. Son inoculation, prise en elle-même, et séparée de toutes les complications qui lui sont étrangères, n'exige en aucune manière les secours ou les lumières de l'art ; mais une connoissance exacte et approfondie de l'affection locale est indispensable : une pratique étendue présente toujours quelques cas où le virus vaccinal produit un effet irrégulier, qu'on peut confondre avec l'effet vrai et spécifique de la

Vaccine. Cette erreur a eu déjà lieu, et l'on ne sauroit trop recommander aux inoculateurs d'être sur leurs gardes.

SYMPTOMES ESSENTIELS.

La tumeur, ou le bouton, qui se développe à la place où l'on a inséré le virus de la Vaccine, suffit pour produire dans l'individu vacciné un changement tel, que la contagion variolique ne peut plus désormais l'attaquer. Cette tumeur au moins est le seul signe caractéristique auquel l'inoculateur puisse reconnoître que ce changement a eu lieu. Ce symptôme, quoique isolé, suffit cependant, parce que la marche de cette tumeur étant très-régulière, son développement présente toujours des traits assez marqués pour ne pas échapper à notre observation ; et le diagnostic de la Vaccine, quoique renfermé dans des limites étroites, est aussi certain qu'il est constant.

Description de la tumeur de la Vaccine.

Si l'on inocule avec la pointe d'une lancette, et par une piquure légère et superficielle, un individu qui n'a pas eu la petite vérole, à la fin du troisième jour on pourra s'assurer que l'inoculation a réussi, quoiqu'il n'y ait encore ni rougeur, ni inflammation à la place où l'on a inséré le virus ; l'on sent en passant le doigt sur la trace de la piquure, une élévation de la peau, et comme un grain de millet qui seroit engagé sous l'épiderme : une loupe ordinaire nous fait appercevoir ce commencement du bouton de la Vaccine. Ce n'est ordinairement qu'au quatrième jour que la piquure prend une teinte d'un rouge clair; la rougeur qui paroît avant ce période, est un effet de l'irritation de l'instrument, elle n'est pas causée par le virus, elle disparoît bientôt : on la distingue très-bien de celle qui, produite par le travail du venin sur la peau, suit progressivement les nuances que je vais tâcher de décrire.

Au quatrième jour donc, on remarque à l'œil nu, le gonflement de l'épiderme, et l'on peut voir que le centre du bouton qui se forme est proéminent. L'accroissement en est rapide pendant le cinquième et le sixième jour : dans cet intervalle la piquure se change en une vésicule, dont le sommet est aminci et s'élève en pointe ; il est rouge ; la base beaucoup plus large, est ordinairement sans couleur. On s'apperçoit déjà dans ce période, que cette vésicule renferme de la matière, et si on l'entame avec une lancette, on en retirera une gouttelette d'une humeur très-limpide. A cette époque, cette vésicule ressemble assez à celle que le virus variolique produit fréquemment, lorsqu'il a été inséré de même par une piquure légère et superficielle ; mais ce n'est que pendant cet espace de temps très-court, que la tumeur vaccinale ressemble au bouton d'inoculation de la petite vérole. Dès la fin du sixième jour, la tumeur prend cet aspect qui lui est particulier, et qui la caractérise si bien, qu'après l'avoir observée, on ne peut plus la confondre avec aucune espèce de pustule ; son centre qui jusques alors, avoit été plus élevé que ses bords ou sa base, commence à s'affaisser, et cette dépression du milieu subsiste jusqu'au moment où la croûte est entièrement formée (1). Dans le même temps les bords s'élèvent et se gonflent, en prenant une plus grande étendue ; l'épanchement de matière qui cause ce gonflement est très-sensible : à cette époque, la teinte de rouge clair est répandue également sur tout le bouton. La tumeur augmente pendant le septième jour, sans qu'il y ait de changement bien marqué dans son aspect ; son centre continue à être d'un rouge clair, mais cette teinte commence à disparoître de dessus la surface des bords, et n'en colore plus que le cercle extérieur. Les progrès et l'accroissement sont beaucoup plus prononcés pendant le huitième et le neuvième jour ; cette teinte rouge qui, les jours précédens,

---

(1) Cette dépression n'est point l'effet de la lésion de la peau par la lancette, elle est un caractère spécifique de la Vaccine.

marquoit le centre du bouton, se change en une teinte foncée qui approche du brun : les bords de la tumeur atteignent leur dernier degré d'accroissement, ils sont d'un blanc grisâtre ; quelquefois dans ce période, ce blanc terne ou tirant sur le gris, est la couleur de toute la tumeur, son centre alors n'est marqué que par un point plus enfoncé que le reste, et le bouton n'est rouge qu'à sa circonférence.

Depuis le neuvième jour jusqu'au onzième, l'aspect de la tumeur varie peu : seulement elle s'agrandit ; la matière secrétée en plus grande quantité, soulève les bords qui deviennent tendus, gonflés, et forment un bourrelet autour du centre qui reste applati. C'est à cette époque, c'est-à-dire depuis le onzième ou douzième jour, que le centre du bouton commence à sécher, et prend l'apparence d'une croûte. Ce procédé de dessication s'étend insensiblement du milieu vers la circonférence, et la totalité du bouton est changée en une croûte dès le quatorzième ou le quinzième jour de l'inoculation.

Cette croûte est d'un brun plus ou moins foncé, elle devient épaisse en mûrissant. Lorsqu'on n'a pas ouvert le bouton, elle est plus élevée dans son centre qu'à sa circonférence ; elle est solide, dure, mais polie et douce au toucher, et vers la fin de la troisième semaine, elle prend une couleur plus foncée ; quelquefois

elle ressemble à un morceau de bois de maha-
goni, qu'on auroit arrondi et brillanté ; quelquefois elle est noire, d'autrefois, mais rarement,
elle conserve une couleur fauve, et imite assez
bien certaines pierres précieuses. Ce bouton sèche sans suppurer ; le procédé de dessication
commence, comme je l'ai dit, au centre et à
la surface de la tumeur, et il paroît s'opérer par
la concrétion insensible de la matière.

On remarque encore quelques traits caractéristiques du bouton de la Vaccine, lorsqu'on
le compare au bouton d'inoculation de la petite
vérole. Si l'on en excepte le quatrième ou le
cinquième jour, auquel la vésicule commence
à se développer, les pustules produites par ces
deux virus, offrent un aspect très-différent : je
fais ici abstraction de l'auréole ou de l'efflorescence environnante, je ne parle que du bouton
proprement dit.

Lorsque l'inoculation a été faite par une piquure, la tumeur vaccinale a constamment, et
dans tous ses périodes, une forme arrondie, que le
bouton variolique ne prend pas toujours, et que
sur-tout il conserve rarement. Les bords de la
tumeur vaccinale sont remplis par le virus, d'une
manière qui leur est particulière, ils ont une
apparence grisâtre, cornée et luisante, que les
bords du bouton variolique n'ont pas. Le bouton
vaccinal est circonscrit dans un cercle égal et

bien tranché ; le bouton variolique est diversement découpé, inégal, anguleux. Depuis le sixième ou le septième jour, on remarque une dépression au centre du bouton de la Vaccine, et ses bords s'élèvent en bourrelets. Il n'en est pas ainsi du bouton de la petite vérole ; sa forme change pour ainsi dire sur chaque sujet, et quelle qu'elle soit, ce bouton est toujours applati à sa circonférence ; si quelquefois son centre est de niveau avec le reste, le plus souvent il est bombé ; s'il y a une dépression dans le milieu, elle disparoît à mesure que le pus se forme et que la quantité de matière augmente ; au lieu que la dépression du centre de la tumeur vaccinale, subsiste jusqu'au période de la dessication parfaite. Très-souvent le bouton d'inoculation de la petite vérole, est accompagné d'autres petits boutons qui l'avoisinent, et finissent par se confondre avec lui : cela n'arrive jamais à la place de l'inoculation de la Vaccine ; jamais il ne se développe que le bouton causé par la piquure ; et celui-ci est au plus environné d'une éruption miliaire, qui disparoît au bout de deux ou trois jours.

La couleur des boutons créés par ces deux virus, nous sert encore à les distinguer. Que cela provienne de la différence qui existe dans la matière que l'un et l'autre contient, ou de la différence de l'action que chacun des virus

exerce sur la peau, si on les compare au moment où l'humeur que l'un et l'autre renferme
est encore limpide, on trouvera la tumeur vaccinale grisâtre, luisante et presque brillante, le
bouton variolique, jaunâtre ou d'un blanc terne.
Enfin, lorsque la tumeur de la Vaccine a suivi
son cours ordinaire, lorsqu'elle n'a pas été entamée, et lorsqu'elle a mûri insensiblement, la
croûte qu'elle laisse offre un aspect très-différent
de celui de l'escarre du bouton de la petite
vérole ; on peut même observer des nuances
très-marquées dans la manière dont ces deux
croûtes se forment. La pellicule qui recouvre
le bouton vaccinal ne crêve pas, elle sèche,
se durcit, et recouvre la matière, qui passe
insensiblement à l'état concret ; elle en fait une
surface unie : au lieu que le pus de la petite
vérole rompt, la plupart du temps, la sommité
du bouton, et forme en séchant à l'air, ces
inégalités et ces aspérités si variées des boutons
varioliques.

Ce ne sont pas là les seuls traits caractéristiques de la tumeur vaccinale : je n'ai décrit
jusqu'à présent que le bouton proprement dit,
ou cette partie de la tumeur qui paroît au-dessus
du niveau de la peau ; l'effet du virus vaccinal
sur le cuir, et plus profondément au-dessous du
bouton, est également bien marqué ; c'est cet
effet qui a engagé M. Woodville à donner le

nom de tumeur à l'affection locale de la Vaccine.

Cette dénomination est très-juste, parce qu'au-dessous et à la circonférence du bouton, dès le huitième ou le neuvième jour, l'on sent une dureté très-prononcée ; il y a gonflement et élévation dans les chairs, sur une étendue d'environ un pouce de diamètre. Cette induration est circonscrite ; l'espace qu'elle occupe est d'ordinaire le même que celui de l'auréole, mais elle dure encore après que celle-ci a disparu, quelquefois même elle est sensible long-temps après que la croûte est formée et qu'elle est tombée. Cette induration est plus ou moins étendue, plus ou moins forte, mais elle existe toujours ; si elle n'avoit pas lieu, ce seroit une déviation de la marche de la tumeur, que personne, je crois, n'a encore observée : je l'ai constamment rencontrée, et il m'a paru qu'elle étoit une partie essentielle du diagnostic. Si le toucher ne nous faisoit pas déjà connoître que l'induration qui environne le bouton, et en forme la seconde base, est profonde, on s'en appercevroit lorsque la croûte tombe, et laisse la cicatrice à découvert. Cette cicatrice bien marquée, et d'autant plus creusée que l'auréole a été plus petite, nous montre jusques où le travail local de la Vaccine s'est étendu : quoique l'aspect de cette cicatrice varie beaucoup, il a souvent, et sur-tout chez les petits enfans,

quelque

quelque chose de particulier ; le milieu en est plus profond que les bords, sa surface est divisée en petites bandes, ou en rayons brillans et creusés, qui arrivent en se rétrécissant à la circonférence. Lorsque la croûte tombe, il s'en forme une seconde plus petite au milieu , et au fond de la cicatrice que la première a laissée.

Tel est l'aspect, le cours et la terminaison de cette tumeur , qui renferme tous les traits distinctifs et caractéristiques de la Vaccine. La personne chez laquelle on les aura vus se développer , sans que l'insertion du virus ait été suivie d'aucun autre symptôme, aura bien eu la Vaccine : elle pourra sans danger, et pendant toute sa vie, affronter la contagion de la petite vérole.

On voit que les effets de l'inoculation de la Vaccine, quoique fort légers, offrent un diagnostic facile. La tumeur vaccinale a un aspect si tranché, si distinct de celui de toute autre tumeur , et sa marche est si régulière, que si l'on ajoute quelques dessins à la description que je viens d'en tracer, il paroît impossible de se tromper : il semble que l'inoculateur n'hésitera jamais, lorsqu'il ura à prononcer sur le résultat de l'inoculation. Cela devroit être ainsi , mais la nature humaine n'offre point tant de précision. Nul virus peut-être, n'est dans ses effets aussi uniforme que celui de la

Vaccine : cependant malgré la constance avec laquelle il reproduit toujours la même chose, l'on sent que ces effets sont nécessairement modifiés, par la constitution de chaque individu : on conçoit aisément qu'ici tout se bornant à une affection légère et purement locale, quelques nuances dans la nature de la peau ou du tissu cellulaire , suffisent pour changer l'apparence de la tumeur, et la rendre un peu différente de celle que j'ai décrite.

D'ailleurs , lors même que ces différences n'existeroient pas, il est souvent impossible de conserver la tumeur intacte ; la démangeaison qu'elle occasionne, fait que l'inoculé y porte la main : si c'est un enfant, il est difficile de l'empêcher de se gratter, il emporte le bouton, et d'un coup de ses ongles il rend les descriptions inutiles, et le diagnostic presque nul. Cependant rien de plus important que d'être bien certain de l'effet qu'on a produit, une méprise seroit funeste. Le médecin qui verroit périr de la petite vérole naturelle, celui qu'il auroit cru avoir mis à l'abri de cette contagion , seroit fort à plaindre. Il y aura donc des cas où l'on ne s'assurera que l'inoculé a eu la Vaccine, qu'en le soumettant à l'épreuve de l'inoculation de la petite vérole.

Si cette nécessité désagréable existe, au moins est-elle fort rare.

(19)

Quoique l'on ne puisse pas décrire ces va-
riétés du bouton, causées par la nature de la
peau ou la constitution de tel ou tel individu;
quoiqu'il soit impossible de déterminer pour
chaque cas en particulier quelle déviation aura
lieu dans la marche de la tumeur : laquelle sera
sans conséquence, et laquelle indiquera que l'inoculation n'a pas réussi, et qu'il faut la répéter :
quoique l'habitude et une longue pratique, en-
seignent seules à distinguer et à apprécier ces
nuances; l'on évitera les méprises, et l'on pourra
tout de suite prononcer que l'inoculation a réussi
ou manqué, si l'on fait une sérieuse attention à
la remarque de M. Woodville (1).

Voici ce qu'il dit : « Lorsque dès le second
» ou le troisième jour après l'inoculation, l'on
» voit se développer une tumeur considérable,
» avec beaucoup de rougeur et d'inflammation,
» l'on doit considérer l'inoculation comme ayant
» entièrement manqué, tout aussi certainement,
» que si l'insertion du virus n'avoit été suivie
» d'aucun symptôme, et si la piquure avoit séché
» sans produire ni tumeur ni rougeur quel-
» conque. L'inoculation, ajoute-t-il, est également-
» ment sans effet, lorsqu'il ne se développe à
» la place de la piquure, ni pustule ni vésicule,
» et lorsqu'après une inflammation, qui ne

(1) Woodville, *Observations on the cowpox*, p. 35.

» dépasse pas l'inflammation ordinaire, tout d'un
» coup, vers le sixième ou le septième jour,
» la plaie suppure, et forme ensuite une croûte
» irrégulière ».

La vésicule donc, est le signe auquel on
doit s'attacher, et celui sur lequel on peut se
reposer entièrement, lorsque la tumeur ne suit
pas exactement la marche décrite. Si cette vésicule ne se développe pas avant le quatrième
jour ou avant la fin du troisième, l'inoculateur
peut compter sur la réussite de l'opération, quel
que soit l'aspect que le bouton offrira ensuite,
et cela lors même que cette vésicule n'aura
existé que pendant quarante-huit heures.

Il n'est pas nécessaire de dire qu'un retard dans
le premier développement de la tumeur, n'est
d'aucune importance ; il est arrivé que la piquure n'a donné des signes d'activité qu'au
huitième ou dixième jour, même plus tard.
On a cru remarquer que le progrès de l'infection étoit plus lent, lorsque la constitution du
sujet inoculé étoit foible et appauvrie. Cette
observation n'est pas toujours juste, on pourroit dire avec plus de raison, que chez ces
individus, le développement de la tumeur est
moins fortement prononcé, ou moins brillant.
Au reste, ces retards sont beaucoup plus rares
qu'ils ne le sont dans l'inoculation de la petite
vérole. Je me rappellerai toujours le coup d'œil

uniforme qu'offroient à-peu-près 50 enfans du même âge, inoculés le même jour : le neuvième après l'inoculation, la tumeur étoit chez chacun d'eux si parfaitement égale, et au même dégré d'accroissement, que si l'on avoit caché le reste du corps de ces enfans, on auroit cru voir toujours le même bras.

S'il est quelquefois difficile de déterminer la réussite de l'inoculation, lorsque la tumeur ne présente pas tous les traits qui la caractérisent, il est bon d'observer que ces déviations, quelles qu'elles soient, sont très-rares ; on les rencontre sur-tout peu fréquemment chez les enfans qui n'ont pas passé l'âge d'un an, et qui jouissent d'une bonne santé. Quant à ce qui regarde la crainte que l'enfant ne gratte la tumeur, et n'en fasse avec ses ongles une plaie qui n'offre plus les caractères distinctifs de la Vaccine ; c'est aux parens à veiller sur leurs enfans, depuis le troisième ou quatrième jour de l'inoculation, jusqu'à ce que la démangeaison ne se fasse plus sentir, et surtout jusqu'à ce que l'inoculateur ait pu porter un jugement bien précis sur la tumeur.

En général, ou l'inoculation ne réussit pas, et les effets qu'elle produit sont aisés à distinguer de la Vaccine ; ou l'inoculation réussit, et alors il n'y a point de différence entre une tumeur et une autre, si ce n'est dans leur volume, et dans la promptitude avec laquelle la dessication se fait.

SYMPTOMES CONCOMITANS.

D'après la division établie dans le principe, on a dû ranger au nombre des symptômes concomitans, et non nécessaires, tous les effets de la Vaccine, dont l'apparition n'a pas été dans tous les cas essentielle à la réussite de l'inoculation. Qu'un symptôme manque une seule fois sur mille, si l'individu vacciné n'en est pas moins garanti de la petite vérole, cela seul suffit : ce symptôme n'est pas nécessaire. Il en est de même de celui qui, résultant peut-être constamment de l'inoculation de la Vaccine, n'est pas toujours visible, et échappe quelquefois à notre observation.

De l'inflammation qui entoure le bouton de la Vaccine, qu'on appelle auréole.

La place qui environne la tumeur Vaccinale, est presque toujours, à une certaine époque de la maladie, rouge et enflammée. Dans le commencement, on avoit mis cette efflorescence ou auréole au nombre des symptômes pathognomoniques, mais elle ne peut être considérée comme telle, puisque quelque fréquente qu'elle soit, elle n'a point existé, dans certains cas où la tumeur s'étant développée sans elle, l'individu n'en a pas moins été mis à l'abri de la petite vérole.

On avoit cru devoir placer cette inflammation de la peau au rang des signes de l'affection constitutionnelle, parce qu'assez ordinairement elle paroît au moment où d'autres signes annoncent que le systême général est affecté.

Jenner le croyoit ainsi, et il en trouvoit une nouvelle preuve dans une observation que lui fournit un enfant, qui prit la fièvre scarlatine pendant le cours de l'inoculation de la Vaccine; l'auréole disparut pendant les trois premiers jours que cette fièvre dura avec intensité, et reparut ensuite : mais c'est le propre de la plupart des affections de la peau, lors même qu'elles sont uniquement locales, de diminuer ou de s'effacer entièrement lorsque le systême général est affecté par quelque autre cause. Outre que l'on a vu un très-grand nombre de cas où l'absence de l'auréole n'a pas empêché que l'individu ne perdît la faculté de prendre la petite vérole, il existe une autre observation qu'on a faite fréquemment, et qui prouve que l'auréole ne doit pas être comptée parmi les traits assurés du diagnostic de la Vaccine. Lorsqu'on a inoculé avec la Vaccine, une personne qui avoit eu auparavant la petite vérole, et qu'on n'a produit qu'une plaie, ou un bouton irrégulier qui n'étoit point la Vaccine, cette auréole a paru tout aussi étendue, tout aussi bien dessinée que l'est celle qui accompagne la vraie tumeur vaccinale, et elle a duré aussi long-temps, seulement elle a paru de meilleure heure.

Cependant lorsqu'elle ne se développe qu'à l'époque ordinaire, et lorsque quelque circonstance fait que la tumeur ne présente pas tous les symptômes desirés, cette auréole peut aider dans le diagnostic; elle paroît le huitième ou le neuvième jour, quelquefois plus tard, presque jamais de meilleure heure : à ce période de l'inoculation, le cercle rouge qui entouroit le bord extérieur de la base du bouton, commence à s'étendre; bientôt, ordinairement dans les vingt-quatre heures, la rougeur acquiert l'étendue qu'elle doit occuper. Cette étendue varie chez tous les individus; mais cette auréole est toujours circonscrite dans un cercle presque parfaitement régulier. Pendant quelques jours la rougeur est égale; lorsqu'elle disparoît, elle s'efface d'abord dans le milieu, et son cercle extérieur reste marqué d'une teinte d'un rouge clair, alors même que la peau que ce cercle embrasse, a déjà repris sa couleur naturelle : c'est ce qui a fait donner le nom d'auréole à cette inflammation; c'est aussi ce qui la distingue de l'inflammation du bras, dont je parlerai plus bas. Souvent elle dure jusques au quinzième jour, quelquefois jusques à la fin de la troisième semaine.

On a remarqué que lorsque l'auréole est très-vive,

et fort étendue , la tumeur acquéroit moins de volume , et contenoit moins de matière , ensorte qu'il semble qu'il y ait absorption du virus aux environs du bouton , et que l'auréole soit une suite de cette absorption ; ce qu'il y a de certain , c'est qu'elle est produite par l'irritation immédiate du venin de la Vaccine ; elle est bien évidemment un des effets spécifiques de ce virus.

Si cette auréole est d'une importance médiocre pour le diagnostic , elle ne demande jamais aucun remède , elle est seulement accompagnée d'une sensation plus ou moins vive de démangeaison.

Une auréole toute semblable entoure quelquefois la place d'inoculation de la petite vérole : quelques inoculateurs l'avoient considérée comme un signe de bénignité , et comme un caractère auquel on pouvoit reconnoître que l'inoculation avoit réussi , lorsque la fièvre variolique n'avoit été suivie d'aucun bouton à la surface du corps. Si cette observation est vraie pour l'auréole qui paroît dans la petite vérole , elle ne l'est pas pour celle qui environne le bouton de la Vaccine ; ici elle n'est pas un signe de bénignité , puisqu'elle a été fortement prononcée dans les Vaccinés qui ont été accompagnées d'une indisposition grave , ou lorsqu'il y a eu une éruption générale ; au contraire , c'est sur des enfans ou des adolescens chez qui l'on n'a apperçu aucun mouvement fébrile , que j'ai vu la tumeur se développer sans

auréole : ce léger symptôme existe probablement dans tous les cas, par un effet naturel de
l'irritation du virus ; mais il est plus ou moins
visible, ou il ne l'est pas du tout, selon la nature
de la peau du sujet inoculé ; lorsque celle-ci est
fine et satinée, l'auréole est plus marquée, elle
ne l'est pas lorsque la peau est grossière ou douée
d'une moindre irritabilité.

De la fièvre constitutionnelle, ou de la fièvre spécifique de la Vaccine.

Quoique la Vaccine ne produise de bouton
qu'à la place où l'on en a inséré le virus, ce
n'est que parce qu'elle agit sur la constitution
générale, qu'elle ôte à l'homme la susceptibilité
de prendre la petite vérole.

On peut donc dire que le changement qui a
lieu dans le corps humain, à la suite de l'insertion du virus vaccinal et du développement de
la tumeur, ne s'opère pas sans une réaction de
tout le système.

Pearson (1) en a fait un axiôme dans les recherches qu'il a publiées en 1798. Pour être garanti de
la petite vérole, il faut, dit-il, avoir éprouvé la
fièvre spécifique de la Vaccine.

___

(1) Pearson, *inquiry into the causes and effects of the
cowpox.*

Cette maxime vraie en théorie ne l'est pas dans la pratique; cette fièvre n'a aucun caractère particulier, aucun type qui lui soit propre; elle ne paroît ni ne cesse à des époques déterminées; la plupart du temps, elle ne se manifeste que par le plus de fréquence du pouls : souvent encore ce symptôme est-il si léger et si fugitif, qu'il échappe à notre observation. Tout cela fait que cet état fébrile, qui accompagne peut-être toujours la Vaccine, ne doit pourtant être rangé qu'au nombre des symptômes concomitans; il n'est pas nécessaire et presque pas utile au diagnostic. Ce n'est que sur l'affection locale que nous pouvons juger la Vaccine; nous serions dans une incertitude continuelle, si l'apparition de la fièvre étoit une chose essentielle, et si nous devions attendre de l'observer, pour prononcer que l'inoculation a manqué ou réussi; car nous ne voyons pas ce mouvement fébrile, si nous ne suivons pas chaque jour l'inoculé; et s'il survient quelque maladie, comme un simple catarre, la fièvre qu'il occasionne se confond avec celle de la Vaccine et nous la cache entièrement.

Lorsque les signes de l'affection générale sont assez marqués pour être sentis par le malade et apperçus par le médecin, ils sont toujours fort légers. Chez les enfans, on ne remarque qu'un resserrement momentané des traits du visage; quelquefois des couleurs plus vives que de

coutume ; par momens une rougeur fugitive , à
laquelle succède une pâleur également passagère.
Pendant un ou deux jours, quelquefois seulement
pendant quelques heures, l'enfant a plus de chaleur qu'à l'ordinaire , et son pouls est plus fréquent ; assez souvent il y a un léger dévoiement.
Les adolescens ou les adultes ont , en général,
paru plus affectés. Cependant, dans aucun cas,
la fièvre n'a été violente. Moins faciles à distraire
que les enfans, ils ont observé l'indisposition à
laquelle ils s'attendoient, et c'est eux qui nous
ont appris que cette fièvre de la Vaccine est par
fois accompagnée de lassitude, de mal à la tête,
de douleurs dans les reins et aux aisselles. Ce que
l'on observe le plus régulièrement, c'est l'aspect
qu'a l'inoculé au douzième ou treizième jour ;
le bouton commence à sécher, la maladie est sur
son déclin, et le sujet qui n'a point été indisposé,
conserve une teinte un peu pâle , et les yeux
cernés. Les nausées et les vomissemens sont des
cas fort rares ; lorsque j'ai eu occasion de voir ces
derniers symptômes, ils ont paru dès le troisième
jour de l'inoculation, et je ne sais trop s'ils en
étoient la suite.

L'époque à laquelle ces signes de l'affection
générale se développent , n'est pas toujours la
même. Quelques cas feroient adopter l'opinion de
Jenner. Cette excellent observateur pense que l'action de la Vaccine sur l'habitude entière du corps,

a lieu dès le cinquième ou sixième jour. J'ai vu quelques inoculés chez qui certains symptômes bien caractérisés, tels qu'une éruption, prouvoient que déjà, dans ce période de l'inoculation, le virus avoit été absorbé ou avoit agi sur le systême général; mais chez beaucoup d'autres individus, il a paru clairement que cela n'avoit lieu qu'au huitième, neuvième jour, ou même plus tard.

Nous ne savons donc point précisément quel est le jour de l'inoculation où se fait cette révolution, qui ôte au sujet vacciné la susceptibilité de prendre la petite vérole ; c'est pour cela qu'il est important de soustraire les inoculés à la contagion variolique, jusqu'au moment où l'auréole se fait appercevoir : ce symptôme, signe certain de l'absorption du virus de la Vaccine, nous annonce que l'individu n'a plus à redouter les atteintes de la petite vérole.

Il est intéressant d'observer que sur le nombre prodigieux de sujets de tout âge qu'on a vaccinés, ceux-là même qui en ont été le plus affectés n'ont pas gardé le lit pendant un jour entier. Si quelqu'un d'entre eux, et sur-tout quelques enfans, ont montré un degré d'indisposition plus marqué, on a pu l'attribuer à quelque cause étrangère à la Vaccine. Si M. Woodville a rencontré dans sa pratique quelques accès de convulsions, cela a été chez des individus qui y étoient sujets avant l'inoculation, ou bien chez ceux qui ont eu une éruption générale du genre de celles qu'il a fait connoître dans son premier rapport (1).

Des Éruptions.

Les éruptions sont un effet assez rare de la Vaccine : peut-être ne connoissons-nous pas encore assez bien les circonstances qui concourent à leur développement. On en a observé trois espèces, dont deux ne sont que des ébullitions ou des taches à la peau ; la troisième consiste en des boutons.

Éruption scarlatine.

La première, que l'on appelle *scarlatine*, n'est autre chose qu'un grand nombre de taches rouges, qui paroissent sur toute la surface du corps ; elles sont semblables à celles qui, dans la petite vérole, précèdent quelquefois l'éruption, et qui disparoissent lorsque les boutons commencent à sortir. Les Anglais qui ont observé cette éruption dans l'inoculation de la petite vérole, lui ont donné le nom de *rash* ; les Français l'appellent *éruption anomale rosacée*. Ce symptôme est le même dans la Vaccine ; quelquefois ce sont des plaques d'un rouge foncé ; d'autres fois, le corps de l'enfant

------

(1) Rapport de Woodville sur le cowpox, etc., à Paris, chez Gabon.

paroît comme s'il étoit tout couvert de piquures de puces. Mais il seroit inutile de chercher à donner une description exacte d'un phénomène si bien connu des anciens inoculateurs, et qui ici n'est d'aucun intérêt majeur.

Cette éruption a lieu au moment où le virus agit sur le système général; dans les cas que j'ai eus sous les yeux, la Vaccine qui a été accompagnée de cette ébullition, n'en a pas été plus grave, mais on a toujours remarqué de la fièvre au moment où ces rougeurs ont paru. Je n'ai pu observer cette éruption que sur les petits enfans, chez qui, comme je l'ai déjà dit, la Vaccine est si constamment bénigne et si souvent exempte de toute indisposition.

Les inoculateurs de la petite vérole considéroient ce *rash* comme un signe de bénignité; cette éruption causée par la Vaccine, paroîtroit être en tout semblable à celle qui est produite par la petite vérole; l'une et l'autre se développent à la même époque de l'inoculation, l'une et l'autre ne se montrent que dans certaines circonstances, qu'à la vérité nous ne connoissons pas bien; quelque influence de la saison ou de l'atmosphère semble les occasionner : beaucoup d'inoculateurs de la Vaccine ne l'ont pas observée, tandis que le printemps dernier, à la maison d'inoculation, sur 5 ou 600 enfans, la proportion de ceux qui eurent cette éruption, étoit au moins d'un sur 10 inoculés.

Ces taches s'en vont au bout de deux jours ou trois au plus tard ; elles ne sont pas accompagnées de gonflement ou de dureté ; elles ne sont pas non plus suivies de la desquamation de la peau. On voit que ce symptôme ne mérite peut-être l'attention, qu'en ce que si l'on rassembloit les traits qui assimilent la Vaccine à la petite vérole, il en seroit un. J'ai dit qu'il étoit rare chez les adultes, j'ajouterai que je ne l'ai jamais vu précéder la sortie des pustules, mais il les accompagne quelquefois.

Eruption ortiée.

La seconde espèce d'éruption, ne diffère de la première, que par les petits points élevés qui paroissent au milieu des taches rouges, et qui la rapprochent de l'éruption de la rougeole : elle en a tout l'aspect ; l'on ne peut l'en distinguer, que parce qu'elle n'est pas accompagnée des autres symptômes caractéristiques de la rougeole. Elle vient comme l'autre, au moment où le virus agit sur la constitution, je l'ai vu suivie d'une fièvre assez marquée ; ces petits points qu'on sent à la main, disparoissent aussi sans desquamation : l'aspect de cette éruption devant varier suivant la nature de la peau et la constitution de l'individu ; c'est sans doute le même genre de taches et de points élevés, que M. Stromeyer a vu fréquemment à Hanovre, et qu'il appelle éruption *ortiée*. Je l'ai observée beaucoup moins souvent que la première; elle ne s'est présentée que deux fois pendant mon séjour à la maison d'inoculation, je ne l'ai pas vue à Paris.

Eruption pustuleuse.

Si les éruptions dont je viens de parler ne sont pas importantes, celle qui consiste en des boutons l'est beaucoup ; elle a donné lieu à des discussions entre les inoculateurs. Quelques-uns nioient qu'elle pût être causée par le virus vaccinal, ils croyoient qu'elle provenoit toujours d'un mélange du virus de la Vaccine, au virus de la petite vérole, ou de l'action simultanée de ces deux venins. Il est sûr que si ces boutons avoient continué à paroître aussi souvent qu'ils le firent dans les premières observations du docteur Woodville, ce phénomène eût considérablement diminué les avantages de la Vaccine sur l'inoculation de la petite vérole. Mais les disputes sur ce point sont terminées, et les doutes sont levés. On reconnoît à présent que la Vaccine peut produire une éruption pustuleuse à la surface du corps; l'on sait aussi que ce cas est très-rare.

Les premières inoculations de M. Woodville furent faites avec du pus pris sur la vache même ; et tout de suite plusieurs d'entre ces inoculés

C

eurent une éruption de pustules plus ou moins considérable. Ces boutons quelquefois ne se remplissoient que d'une matière séreuse, et séchoient sans suppurer ; d'autres fois ils ressembloient entièrement aux boutons de la petite vérole, il eût été impossible de trouver entre eux aucun trait distinctif. M. Woodville fut étonné d'un accident que Jenner n'avoit point annoncé. Cependant, après s'être assuré que les lancettes avec lesquelles il avoit fait ses inoculations, n'avoient jamais été trempées que dans du virus vaccinal, il fut obligé de mettre ces symptômes au nombre des effets spécifiques de la Vaccine.

Il faut remarquer qu'à cette époque, cette maladie n'étoit connue que par tradition, et par les expériences alors peu nombreuses du docteur Jenner. Lorsque M. Woodville publia son premier rapport, il avoit inoculé la Vaccine à 600 personnes. Il avoit donc une masse de faits beaucoup plus considérable que ne l'étoit celle qui existoit avant lui, et il étoit autorisé à penser que si Jenner n'avoit pas vu ces éruptions, c'étoit faute d'une pratique aussi étendue. Mais rien ne me paroît jetter un plus grand jour sur ce point, que l'exposition succinte de ce que j'ai vu dans la maison d'inoculation de Londres, où M. Woodville avoit pratiqué les trois quarts des inoculations qu'il a citées dans son premier rapport.

Il y a dans cette maison deux classes d'inoculés ; les uns deviennent commençaux du logis, ils y demeurent jusques après la terminaison de la maladie. Les autres n'y viennent que pour être inoculés ; et pendant le cours de l'inoculation, ils n'y retournent que tous les trois ou quatre jours, pour être visités par le Médecin. Depuis qu'on a introduit la Vaccine dans cette maison, on n'en a pas moins continué à inoculer la petite vérole à un certain nombre des sujets qu'on admet : ensorte que ceux qui sont inoculés de la Vaccine, et qui restent dans la maison, vivent continuellement avec des malades de la petite vérole. Les ustensiles dont ils se servent, les lits dans lesquels ils couchent, l'air qu'ils respirent, tout ce qui les environne a été infecté ou l'est encore par le virus variolique. Les externes, ou les inoculés de la Vaccine, qui restent chez eux, n'approchent pas cet atmosphère, on les reçoit dans une salle séparée, ils n'y séjournent qu'un moment, ils ne sont pas exposés, là plus qu'ailleurs, aux miasmes varioliques. Le nombre de ces derniers alloit au-delà de mille sur la fin de Juin 1800, à compter depuis le premier Janvier de la même année, et seulement trois ou quatre d'entre eux eurent des boutons à la surface du corps, tandis que sur environ deux cents, qui depuis la même époque avoient été inoculés et gardés dans la maison, près du tiers eut une éruption générale (1). M. Wachsel et moi, nous crumes même souvent observer que la fréquence de ces éruptions coïncidoit avec le nombre plus ou moins grand de petites véroles que nous avions, et que ceux chez qui elles se développoient étoient ceux de nos inoculés de la Vaccine, qui par leur place, soit à table, soit au dortoir, étoient voisins d'un varioleux. Cette éruption pustuleuse a été également fréquente, lorsqu'on a inoculé la Vaccine dans un village ou un quartier où la petite vérole étoit épidémique.

Cette différence dans les effets de la Vaccine, sur les habitans de la ville et sur ceux de la maison d'inoculation, est frappante. Cependant les uns et les autres ont été inoculés en même temps, par le même procédé et avec la même matière. Cette matière étoit bien le virus de la Vaccine pur et sans mélange ; M. Woodville l'a prouvé dans son second rapport ; il a montré que ce même virus avec lequel il avoit fait

____

(1) M. Wachsel, chirurgien, est dans l'hospice de la petite vérole, et de l'inoculation de Londres, chargé de la partie pharmaceutique et chirurgique. Depuis douze ans il remplit cette place avec un zèle qui a singulièrement bien secondé les efforts de M. Woodville ; il a contribué avec lui à rendre l'inoculation de la petite vérole plus générale parmi les gens du peuple, et il occupera une place intéressante dans l'histoire de la Vaccine.

toutes ses inoculations, avoit été employé par d'autres Médecins, par le Docteur Jenner lui-même, et qu'il avoit hors de Londres, entre les mains de ce Docteur, produit la Vaccine tout aussi exactement que le virus pris immédiatement sur une vache.

Il n'y a aucun doute sur la nature de la matière dont on s'est servi dans les inoculations, qui ont été suivies de boutons à la surface du corps ; mais cela ne suffit pas pour prouver que ces boutons ont été l'effet de la Vaccine ; car des expériences multipliées nous ont appris que cette maladie et la petite vérole pouvoient se développer et exister à-la-fois dans le même sujet. On pourroit donc supposer que les vaccinés qui ont eu des boutons, les ont eus parce qu'ils avoient pris la petite vérole, avant ou après qu'on leur eut inoculé la Vaccine. On pourroit croire que ces boutons ont été tout simplement produits par la petite vérole, et qu'on ne les a attribués à la Vaccine, que parce qu'ils ont paru en même temps qu'elle.

Ce soupçon est fondé ; il seroit difficile à combattre, s'il n'existoit pas un fait qui le détruit entièrement ; ce fait, le voici. On a pris sur quelques-uns de ces inoculés la matière renfermée, dans les boutons qui parurent à la surface du corps, et cette matière a reproduit, non pas la petite vérole, mais la tumeur

C 3

vaccinale ; cette même matière ayant été portée hors de la maison, c'est-à-dire hors d'une atmosphère chargée de miasmes varioliques, elle n'a donné que la Vaccine simple et sans éruption générale. Cette expérience n'a pas été faite seulement dans la maison d'inoculation de Londres, elle a été répétée dans les provinces par d'autres Médecins. Depuis elle a été faite à Genève, en Hollande, et elle a été suivie du même résultat.

Il seroit, je crois, inutile de s'arrêter plus long-temps sur les faits qui prouvent que la Vaccine est accompagnée quelquefois de boutons à la surface du corps, tous les inoculateurs en conviennent actuellement. Mais il importe de savoir que ces boutons ne sont pas, à beaucoup près, aussi fréquens qu'on l'a vu dans le premier rapport de M. Woodville ; ces éruptions n'ont paru en grand nombre que dans la maison d'inoculation, ou dans les lieux où la petite vérole régnoit. Il est presque impossible de ne pas admettre qu'elles sont excitées, développées par la contagion variolique. Mais comment le venin de la variole exerce-t-il cette influence ? cela sera difficile à expliquer ou à comprendre. M. Woodville, en admettant cette influence, s'est gardé de hasarder la moindre conjecture sur la manière dont elle a lieu.

Si l'on met de côté les inoculations de Vaccine

faites dans l'hôpital , et dans les lieux où la
petite vérole, régnoit, si l'on n'établit de calcul
que sur le nombre des personnes inoculées dans
les villes, et au moment où il n'y avoit pas
d'épidémie variolique , la moyenne sera à-peu-
près d'un cas d'éruption sur deux cents inoculations. On doit même réduire cette proportion ;
il est très-probable que les boutons qu'on a vus
sur des vaccinés , n'ont été souvent que des
boutons de petite vérole. Ce que j'ai déjà dit,
montre que l'on ne peut pas juger la nature
de l'éruption sur la simple apparence ; l'on ne
peut attribuer les pustules à la Vaccine , que
lorsqu'on en a eu la preuve , en reproduisant
la tumeur vaccinale avec la matière de ces pustules. La personne que nous avons inoculée peut,
sans que nous le sachions, avoir été atteinte
par la contagion variolique. Cela a eu lieu dans
la maison d'inoculation ; la tumeur vaccinale se
développoit très-régulièrement , et suivoit son
cours ordinaire, mais l'individu, à qui nous n'a-
vions inoculé que la Vaccine, prenoit la petite
vérole ou en avoit été déjà infecté en entrant
dans la maison, et les boutons qui paroissoient
au quatorzième ou quinzième jour étoient varioliques. Nous nous en sommes assurés, M. Wachsel
et moi; nous avons propagé la Vaccine avec la
matière prise au bras de tel ou tel sujet sur
lequel on n'avoit inséré que du virus vaccinal,

et nous avons produit la petite vérole en inoculant avec le pus pris des boutons du même
sujet. Comme l'on n'a pas toujours fait cette
épreuve, je suppose que cette complication
causée par l'infection accidentelle de la petite
vérole, a eu lieu assez souvent dans la maison
d'inoculation.

Mais tout ce que l'on a dit du mélange du
virus vaccinal, avec le virus variolique, et
de la possibilité de voir une maladie lybride
naître de leur action simultanée sur le même
individu, toutes ces suppositions, dis-je, sont
erronées. C'est ici la place de parler des expériences dans lesquelles M. Woodville, après
avoir inoculé la Vaccine, inséroit au bras des
mêmes individus du venin variolique : toutes les
fois que cette seconde inoculation a produit son
effet, les boutons développés par la petite vérole n'ont fourni qu'une matière variolique, et
le bouton de la Vaccine n'a reproduit que la
tumeur de la Vaccine.

Ce sont ces expériences qui nous ont expliqué
ce qui arrivoit, lorsque la contagion variolique
avoit atteint à notre insçu un individu que nous
avions vacciné. Ces deux maladies, auxquelles
on attribue tout naturellement une grande affi-
nité, peuvent cependant exister à-la-fois dans
le même corps sans se mêler, et sans perdre le
caractère propre à chacune d'elles. Tous les

procédés qu'on a employés pour faire naître ce mélange qu'on supposoit, ou ce virus mixte, auquel on attribuoit les éruptions de la Vaccine, n'ont eu aucun succès.

Plusieurs fois M. Woodville a fait à la même personne deux piquures au même bras, l'une avec le virus variolique, l'autre avec le virus vaccinal ; et l'une et l'autre, quoique la même auréole les renfermât, prirent l'apparence qu'elles auroient eue si elles eussent été faites séparément sur deux personnes différentes. La matière contenue dans le bouton produit par l'une, a propagé la Vaccine, celle du bouton de l'autre a donné la petite vérole. M. Woodville a publié dernièrement un cas, où le vacciné ayant pris la petite vérole par la contagion, l'on a vu d'une manière bien marquée, que la Vaccine et la petite vérole ne se confondent pas quoi-qu'elles agissent ensemble sur la constitution. Une jeune fille ayant été vaccinée, la tumeur se développa très-régulièrement ; au neuvième jour parut l'éruption variolique, et l'un des boutons de petite vérole sortit du bourelet même de la tumeur vaccinale· : la matière que M. Woodville puisa dans cette dernière, reproduisit la tumeur de la Vaccine, tandis que le pus qu'on recueillit dans la pustule variolique produisit la petite vérole. On ne fut pas trompé sur de legères apparences, car, trois mois après, M. Wachsel m'écrivoit qu'il continuoit à propager la petite vérole et la Vaccine avec les matières prises dans ces deux boutons, et que l'une et l'autre conservoient le caractère qui leur est propre.

Pour opérer ce mêlange des deux virus, M. Woodville essaya encore de les mêler avant que d'inoculer : les inoculations faites avec ces virus n'ont produit que la Vaccine, ou que la petite vérole, selon qu'une particule de l'une ou l'autre de ces matières avoit excité la réaction de la peau.

Enfin, voulant voir ce qui résulteroit de l'insertion faite avec soin des deux virus dans la même plaie, M. Wachsel fit avec la lancette une incision d'environ cinq ou six lignes de longueur ; dans le haut de cette incision, il plaça du virus vaccinal, il toucha en même temps la partie inférieure de cette petite plaie, avec une lancette chargée de venin variolique ; jusqu'au huitième jour on put distinguer les progrès respectifs de cette double infection, mais dès ce moment la plaie n'eut plus que l'aspect d'une inoculation ordinaire de la variole : la femme qui étoit le sujet de cette expérience eut une petite vérole confluente, et le pus pris le treizième et quatorzième jour à la place d'inoculation, propagea la variole.

Ces cas, d'une double infection, et dans lesquels la Vaccine et la petite vérole marchent ensemble, ont jetté quelque louche sur les premières vaccinations de M. Woodville : mais les expériences qu'il a faites là-dessus, et les notions qu'elles nous ont données nous fournissent des connoissances fort utiles.

Lorsque nous vaccinons dans une ville où la petite vérole règne, nous ne sommes plus étonnés quand la petite vérole se déclare chez un sujet sur lequel nous avions vu le développement presque entier de la tumeur vaccinale : car les boutons varioliques n'ont paru quelquefois qu'au quinzième jour de l'inoculation de la Vaccine ; et ce que nous savons de la lenteur avec laquelle l'infection variolique agit dans de certains cas, nous autorise à croire que la petite vérole peut se déclarer chez un sujet vacciné, plus tard même que le douzième jour de l'inoculation de la Vaccine.

Pour revenir aux boutons de la Vaccine, on peut dire, en général, qu'ils intéressent plus le Médecin que le public ; car, les cas d'une éruption à la surface du corps sont si rares, et ils ont toujours été accompagnés d'un tel degré de bénignité, que ce phénomène qui n'avoit pas été annoncé par Jenner, ne change pourtant en rien les heureux résultats de la découverte. L'on peut dire que l'apparition de quelques boutons, est à la Vaccine ce que le danger de la mort est à l'inoculation de la petite vérole ; assurément le gain est très-grand.

Ces boutons varient beaucoup, soit pour leur aspect, soit pour l'époque à laquelle ils paroissent. Ceux qui ont paru le plus fréquemment à la maison d'inoculation de Londres, sont les mêmes que M. Odier a décrits dans son mémoire. « Dans cinq ou six cas nous avons vu après le développement de la Vaccine, se manifester sur tout le corps des boutons semblables à ceux de la petite vérole volante ; ou plutôt à cette variété de la petite vérole volante, dans laquelle les boutons ne durent à la vérité que trois jours, mais se succèdent les uns aux autres, de manière à prolonger la maladie de plusieurs jours. Ces boutons étoient vésiculaires, remplis d'un fluide limpide comme de l'eau, et entourés à leur base d'une petite auréole ». M. Odier dit qu'ils ont paru après le développement de la Vaccine ; M. Woodville observe qu'ils paroissent quelquefois lorsque la tumeur est séchée : j'en ai vu, à Paris, ne sortir que vingt-un jours après l'inoculation, et au moment où l'escare étoit prête à tomber.

D'autres fois l'éruption a lieu lorsque l'auréole est très-vive ; j'en ai vu qui s'étant développés à cette époque ont laissé des marques. Enfin, il existe quelques observations isolées sur des boutons qui ont paru de meilleure heure, et ont eu une forme semblable, à peu de chose près, à la tumeur d'inoculation. L'un de ces cas a été observé par M. Blanche, il est rapporté dans les observations du Docteur Colon : l'autre a été vu par M. Colon lui-même ; il en publiera bientôt les détails fort intéressans. Je remarquerai seulement sur ce dernier cas, dont j'ai été témoin, que l'éruption ayant commencé le huitième jour de l'inoculation ; quelques-uns de ces boutons, et sur-tout l'un d'eux, avoit au douzième jour le même aspect, la même forme, le même volume que le bouton d'inoculation ; l'apparence étoit un peu plus jaunâtre. On trouve un troisième cas assez semblable, dans la Bibliothèque britannique : ce qui est singulier, c'est que tous ces enfans étoient dartreux.

SYMPTOMES ACCIDENTELS.

On doit appeler *accidentels*, les symptômes qu'on a observés à la suite de l'inoculation de la Vaccine, mais qui n'en sont pas un effet spécifique : les symptômes de ce genre sont aussi légers que ceux qui appartiennent à la Vaccine et la caractérisent.

Inflammation du bras.

Le premier est une inflammation superficielle du bras ; c'est avec raison qu'on le considère comme un simple accident, qui ne tient point à la nature particulière du virus vaccinal ; on voit de semblables inflammations de la peau, à la suite de l'inoculation de la petite vérole : même toute irritation faite à la peau, par une égratignure ou la simple piquure d'un instrument tranchant, a fait naître quelquefois cet accident.

Cette inflammation du bras se distingue très-bien de l'auréole, en ce qu'elle n'est pas circonscrite comme elle, en ce qu'elle s'étend en diminuant d'intensité sur ses limites ; et parce que lorsqu'elle cesse, elle disparoît également et en même temps sur tous les points qu'elle occupoit ; elle s'étend quelquefois sur tout le bras, au-dessus et au-dessous de la tumeur ; elle est douloureuse, souvent elle occasionne de la roideur dans tout le membre, du mal-aise et de la fièvre ; elle paroît ordinairement entre le septième et le neuvième jour, et lorsque la tumeur acquiert son plus grand degré d'accroissement. Sa durée varie ; lorsqu'elle est courte, l'auréole devient visible après que cette rougeur inflammatoire qui couvroit tout le bras, a disparu ; quelquefois l'on voit ces deux espèces d'inflammations exister à la fois d'une manière très-distincte.

Cette inflammation s'est présentée assez rarement : quelques inoculateurs qui ne l'avoient point vu naître à la suite de leurs inoculations, ont cru que ce phénomène provenoit de l'atmosphère de Londres, ou qu'il tenoit à quelque procédé d'inoculation. Cette conjecture n'est pas fondée : une pratique étendue montre bientôt qu'une irritabilité particulière du sujet inoculé, est la seule cause de cette inflammation. Dans la maison d'inoculation, où l'on inocule toujours de la même manière ; ceux chez qui cet accident est survenu, avoient le même genre de peau : cette ressemblance étoit aisée à observer ; je n'ai jamais vu cette inflammation sur des enfans très-jeunes, je ne l'ai rencontrée que chez des adultes, sur-tout parmi les domestiques femelles : l'habitude d'avoir les bras découverts pendant toutes les saisons, l'usage fréquent d'un savon fort alkalisé, rend la peau dure, rouge et brillante ; quand le bras de la personne qu'on inocule a cet aspect, on doit s'attendre à cet accident. Cette inflammation se dissipe sans le secours de l'art, mais il est avantageux d'y recourir, et d'accélérer le moment ou elle disparoît.

Cette irritation à la peau, aussi étendue qu'elle l'est quelquefois, réagit sur la constitution, elle donne de la fièvre : il en est de même du bouton, qui irrite par fois dans un période avancé de l'inoculation, et cause un mal-aise général. Ces différens mouvemens fébriles, qui proviennent d'un degré d'intensité plus grand, de l'affection locale, sont distincts de ce mouvement qui se fait dans le système général, et lui ôte la faculté d'être infecté par la contagion variolique. Ces accès de fièvre, simple effet de l'irritation locale, sont différens de la fièvre constitutionnelle, quoiqu'ils aient été quelquefois beaucoup plus violents qu'elle-même. On peut, à bon droit, les mettre dans la classe des symptômes accidentels.

Il y a une autre espèce d'inflammation tout aussi accidentelle que celle dont je viens de parler ; elle tient moins encore à la nature spécifique de la Vaccine : c'est celle qui a paru dans quelques cas isolés, dès les premiers jours de l'inoculation, et qui cédant à l'application d'un peu d'eau de goulard, a fait place à l'auréole ordinaire, ou à la rougeur qui environne le bouton avant le développement de l'auréole. Cette inflammation provient uniquement de l'irritation de l'instrument avec lequel on a entamé la peau ; je ne l'ai jamais vue aussi étendue, aussi considérable que Jenner et d'autres médecins l'ont observée et décrite.

L'on voit que ces accidens ne sont pas graves ; ils se bornent, comme le reste, à une affection locale. On retrouve en général la même bénignité dans la suppuration, qui est le troisième et dernier accident qu'on ait eu occasion d'observer à la suite de l'inoculation de la Vaccine. Cette suppuration a lieu de deux manières :

quelquefois,

quelquefois, entre le neuvième et le douzième jour, on trouve dans le bouton une matière purulente, au lieu de la matière spécifique de la Vaccine, qui est limpide et brillante. Il seroit difficile d'assigner une cause à cette déviation de la marche ordinaire de la tumeur; elle est fort rare. Ce changement de la matière limpide en une matière puriforme, n'est d'aucune importance : l'action du virus sur le système général, a lieu de meilleure heure; les sujets chez qui j'ai observé cette variété n'en ont pas moins été mis à l'abri de la contagion variolique; la vésicule qui avoit précédé avoit été bien caractérisée , l'escarre ou la croûte s'est formée également. Mais cette matière puriforme n'est point spécifique, elle ne propage point la Vaccine : je m'en suis servi pour inoculer des enfans qui n'avoient pas eu la petite vérole, je ne produisis aucun effet quelconque. Ayant inoculé avec cette même matière, une personne qui avoit eu la petite vérole, elle ne produisit rien ; tandis que du virus spécifique qui avoit été inséré à l'autre bras de la même personne, développa cette espèce de tumeur que le virus vaccinal produit sur ceux qui ont eu la petite vérole.

Dans d'autres cas, au lieu de sécher et de former une croûte régulière, la tumeur s'est changée en une plaie suppurante. Quelquefois

cet accident a été causé par l'inoculé qui a entamé le bouton; ce sont ses ongles qui ont fait
le mal : quelquefois cette suppuration s'est établie
spontanément. On a cru observer qu'elle se
développoit plus particulièrement chez les enfans affectés de quelque humeur dartreuse et
scrophuleuse.

Dans quelques cas cette plaie a présenté un
degré d'irritation assez vive , un cataplasme
émollient a servi utilement à calmer l'inflammation et à accélérer la guérison.

Cet accident est assez rare , on ne conçoit
pas aisément par quelle cause M. Stromeyer,
à Hanovre, l'a vu si fréquemment; en Angleterre , il n'a eu lieu que dans la proportion
d'un sur deux cents ou même trois cents individus.

On pourroit mettre sous cette cathégorie des
symptômes accidentels, l'enflement des glandes
axillaires , dont j'ai dit un mot en parlant de
la fièvre : en effet, la même chose a souvent
lieu lorsque le bras, ou seulement le systême
de la peau du bras, est affecté par quelque irritation d'un genre quelconque ; par exemple , un
érysipèle ou l'inflammation causée par une saignée
mal faite.

Je dois encore dire qu'on a vu quelque temps
après l'inoculation , un gonflement ou une induration de quelque glande sur une partie quelconque

du corps; gonflement du même genre que celui que l'on voit quelquefois à la suite de la petite vérole : mais ce dernier symptôme n'a été observé que deux fois par M. Woodville; aucun autre inoculateur ne l'a vu; provenoit-il de la Vaccine? cela n'est pas décidé.

Du virus de la Vaccine.

Dans l'inoculation de la petite vérole, le choix de la matière a occupé long-temps les esprits. On étoit naturellement porté à croire que le venin devoit influer sur la maladie, diminuer ou augmenter sa malignité, selon que le sujet sur lequel on le prenoit avoit eu une bonne ou une mauvaise petite vérole. Si l'expérience a dérouté, sur ce point, les recherches et les observations des inoculateurs, on sent combien ce sujet offroit d'intérêt (1). Il n'en est pas de même pour la Vaccine; cette maladie est si bénigne qu'on ne peut songer à diminuer son activité. Aussi les observations qu'il importe de faire sur le virus vaccinal, ont pour but, non pas d'affoiblir son action, mais de la lui conserver.

----

(1) Quelques cas isolés paroissent indiquer que l'intensité de la maladie tenoit à l'état du virus variolique. Le docteur Danaut, de Genève, possède là-dessus des observations très-intéressantes, mais il faut sur-tout lire ce que Jenner raconte dans son second et troisième traité.

La tumeur vaccinale se sèche et forme une croûte solide, sans passer à l'état de suppuration. Cette tumeur contient une grande quantité d'une humeur claire, limpide et visqueuse ; lorsqu'on fait avec la pointe d'une lancette ou d'une aiguille, une petite ouverture au bourelet du bouton, un instant après il en sort une gouttelette brillante. Cette humeur placée sur une lancette ou sur quelque autre corps dur et poli, sèche au bout de quelques minutes, et alors elle prend la consistance ou plutôt l'aspect de verre fondu (1) : elle se colle à la lancette, on a de la peine à l'en détacher, quoiqu'on mouille et essuie le fer à plusieurs reprises. Si c'est un fil qu'on imbibe de cette matière, ce fil devient roide, il ressemble à celui qu'on auroit trempé dans une solution gommeuse.

Le bouton de la Vaccine contient toujours une quantité plus ou moins considérable de ce fluide renfermé à ce qu'il paroît dans plusieurs petites cellules : il est le seul qui ait la propriété de propager la maladie ; le pus qui se forme quelquefois n'est point spécifique : il faut se défier de la matière qu'on retire du bouton dès qu'elle n'est pas parfaitement limpide, dès qu'elle a le moins du monde l'apparence de pus ou seulement de

______

(1) La matière qui est limpide, mais qui oxide de suite la lancette, n'est pas spécifique.

la sérosité mêlée au pus. Cette précaution est nécessaire ; on a vu des accidens graves provenir de ce qu'on l'avoit négligée. D'ailleurs il est désagréable de manquer l'inoculation ; le sujet qu'on vouloit préserver de la petite vérole, peut la prendre dans l'intervalle qui s'écoule entre une première et une seconde inoculation ; c'est surtout lorsqu'on envoie du virus dans un pays où la maladie n'est pas encore introduite, qu'il importe de bien choisir la matière et de connoître l'état dans lequel il faut la recueillir. Cette humeur qui n'est pas spécifique, peut produire des affections locales, qu'on prendroit pour la Vaccine, et l'on seroit ensuite étonné de trouver qu'elles ne préservent point de la variole. De pareilles méprises ont eu lieu dans le commencement de cette découverte, elles en retardent la propagation.

Il paroît que la matière est d'autant plus active, qu'elle est plus visqueuse, et forme mieux sur la lancette cette espèce d'écaille brillante qui ressemble à un peu de verre fondu. Les croûtes du bouton n'ont pas la propriété de propager l'infection, il semble que la matière n'est plus virus spécifique, dès qu'elle passe à l'état concret, dès qu'elle sèche et jaunit.

Si l'on demande à quelle époque donc de l'inoculation il faut recueillir la matière, afin qu'on soit sûr du succès, l'on peut répondre qu'en

général elle est bonne dès le moment où la vésicule en contient quelque peu , et aussi long-temps
qu'elle conserve sa limpidité. M. Woodville em-
ploie de préférence la matière qu'elle recueille
de bonne heure , et dès le sixième jour de l'inoculation : à cette époque , la vésicule fournit peu
de matière. Dans la maison d'inoculation , où le
nombre des sujets à inoculer à la fois , étoit toujours considérable , nous choisissions les tumeurs
les plus gonflées , celles qui pouvoient nous fournir la plus grande quantité de matière , et par
conséquent celles qui étoient beaucoup plus avan-
cées. J'ai souvent inoculé avec du virus pris le
douzième et treizième jour. M. Wachsel a également réussi avec celui du quatorzième jour ,
pris d'une tumeur dont la marche n'avoit pas été
retardée , car la croûte s'étendoit déjà presque
sur tout le bouton , mais l'humeur qui étoit des-
sous étoit encore limpide. L'état de la matière
est un critère plus heureux et plus sûr que ne le
seroit celui que la date de l'inoculation nous four-
niroit , puisque d'un côté , lorsque le développement de la tumeur est retardé , il peut se faire
qu'elle contienne au dix-septième jour et plus
tard , une matière très-spécifique ; tandis que
quelquefois , au dixième et onzième jour , savoir
ceux auxquels on prend d'ordinaire le virus le plus
actif, la tumeur ne renferme qu'une humeur séreuse
ou puriforme qui ne propage pas la Vaccine.

Faut-il que le virus qu'on prend sur la vache soit limpide, clair et visqueux? Je n'ai point pu faire d'observation là-dessus; on n'a plus besoin d'aller à la source, et cette question a moins d'intérêt depuis que la Vaccine est généralement adoptée, et depuis que l'homme transmet à l'homme le préservatif que l'animal lui a fourni. M. Woodville, dans son premier rapport, dit que la matière qu'il prit au pis de la vache étoit purulente; M. Jenner a manqué plusieurs inoculations avec de la matière prise dans cet état.

Lorsque la Vaccine est accompagnée d'une éruption à la surface du corps, la matière que ces boutons renferment, reproduit la Vaccine, aussi bien que celle de la tumeur d'inoculation. Quelques inoculateurs n'ont pas trouvé que le pus de ces boutons eût la propriété d'occasionner une éruption générale, plus souvent que la matière prise au bras. J'ai vu quelques cas qui auroient pu me faire adopter une opinion contraire, mais je ne puis les mettre en ligne de compte, parce que les personnes que j'inoculai avec de la matière des boutons, furent constamment exposées à l'influence variolique; ensorte que si elles ont eu une éruption à la surface du corps, cela pouvoit provenir de l'atmosphère variolique et non point de la nature du virus : c'est pour la même raison qu'on ne peut rien conclure sur cet article des premières expériences

de M. Woodville, faites dans la maison d'inoculation ; mais quoi qu'il en soit, lorsqu'on ne
veut pas faire des expériences dans le but de mieux
connoître la nature du virus de la Vaccine ; lorsqu'on ne veut que propager ce préservatif dans
son état de bénignité constante, il ne faut point
prendre d'autre matière que celle de la tumeur
du bras.

Il n'y a encore rien de bien précis sur la longueur du temps pendant lequel le venin de la
Vaccine conserve son activité ; on sait seulement
que ce virus perd très-promptement le pouvoir de
se reproduire, en infectant le corps humain : l'on
ne connoît pas encore bien quelle circonstance
accélère ou retarde cette époque.

Jenner attribue à la chaleur l'évaporation du
virus ; si cela se confirme, ce sera heureux, puisque
c'est sur-tout pendant l'hiver qu'il importe de
conserver cette matière, vu que dans cette saison
il est difficile d'avoir un nombre assez considérable d'inoculations pour avoir toujours du virus
frais ; car si nous desirons connoître pendant quel
temps et par quel moyen le venin de la Vaccine
conserve son activité, ce n'est pas pour savoir
jusques à quand nous devons être en garde contre
sa virulence ; c'est au contraire de peur de la lui
voir perdre, et d'être privés de ce préservatif au
moment où nous en aurons besoin. En effet, la
contagion est si peu à redouter, que le virus

encore frais, appliqué simplement sur la peau, sans entamer l'épiderme, n'infecte pas : dans ce même état de fluidité, sa viscosité empêche aussi qu'il ne se volatilise, et l'on a essayé en vain d'inoculer en le faisant aspirer.

Les inoculations manquent rarement lorsque le virus n'est pas gardé plus de quinze jours ; passé ce temps, le succès est fort incertain, quoique Jenner ait réussi avec du virus ancien de trois mois, et que quelques autres inoculateurs aient vu la même chose. Quant aux moyens de le conserver, nous n'en avons aucun sur lequel nous puissions nous reposer ; en attendant plus de certitude, nous devons employer les précautions que Jenner indique : il veut qu'on évite d'exposer le virus à la chaleur, même qu'au moment où l'on inocule, l'on n'humecte pas le fil ou la lancette à la vapeur de l'eau bouillante. Ce qui a paru le mieux réussir, est de mettre dans un petit flacon le fil qu'on a imprégné et laissé sécher à l'air, d'empêcher ensuite par le mercure tout contact avec l'atmosphère, et de tenir dans un lieu frais le virus ainsi préservé.

Une question importante sur le virus de la Vaccine, est de savoir s'il est susceptible de changer de nature, s'il peut se décomposer, varier dans ses propriétés, prendre une modification qu'il conserve en se reproduisant. Ce que M. Woodville a dit dans son premier rapport ; les opinions de Jenner dans second traité, enfin ce qui est arrivé à Genêve, nécessite quelques réflexions sur ce sujet. J'ai même vu quelques personnes supposer que le virus vaccinal gardé trop long-temps pouvoit perdre une partie de son activité, et avoir la propriété de se reproduire sans avoir agi sur la constitution. C'est-à-dire, qu'une personne inoculée avec une matière ainsi à demi efficace, auroit un bouton qui ne la garantiroit pas de la petite vérole; mais que le pus de ce bouton serviroit à des inoculations effectives. Cette opinion n'est soutenue par aucun fait authentique : un grand nombre d'expériences a montré que le virus gardé long-temps, propageoit la Vaccine, ou ne produisoit qu'une inflammation locale, qui ne donne pas un pus spécifique, et dont l'aspect ne peut se confondre avec celui de la tumeur vaccinale.

On peut admettre comme une chose certaine, que le virus de la Vaccine ne s'altère pas, et qu'il conserve toute son énergie en passant d'un corps à un autre; il s'éloigne de sa source sans rien perdre de son activité.

Celui dont on se sert aujourd'hui en France et en Angleterre, a été pris il y a deux ans sur la vache, et il a déjà passé par à-peu-près cent dix générations ; cependant la tumeur offre le même aspect, elle a la même vertu que celle qui fut produite par la matière prise sur l'animal.

Mais si ce virus a la propriété d'être recréé toujours semblable à lui-même, il a aussi cela de particulier et de distinct du virus de la petite vérole, qu'il n'est pas homogène dans tous les périodes de la maladie.

La secrétion de la matière vraiment active, ou le travail qu'elle doit subir pour être telle, n'a lieu que pendant un certain temps. Cette élaboration ne se fait que pendant le période d'inflammation, et ce période cesse à l'apparition de l'auréole : c'est au moins l'opinion de Jenner, et tout semble prouver qu'ici comme ailleurs il a bien observé.

Depuis cette époque, le virus déjà secrété perd insensiblement de son activité, et bientôt la perd entièrement. Même alors, s'il y a quelque secrétion, elle n'est plus spécifique, et la matière qui en est le résultat, ne produit que des effets très-différens de ceux du virus vaccinal. Il est dangereux de s'en servir, c'est en partie une semblable négligence qui a causé l'accident arrivé à Clapham, près de Londres.

De la Vaccine inoculée aux personnes qui ont eu la petite vérole.

Cet article qui paroît être de pure théorie, est au contraire fort important dans la pratique : car l'on vaccine souvent des personnes qui croient n'avoir pas eu la petite vérole, quoiqu'elles l'aient eue, et l'on peut commettre une erreur très-fâcheuse, si l'on ne connoît pas très-bien l'effet du virus vaccinal sur les individus qui ont eu la petite vérole.

Dans les commencemens de la découverte de Jenner, sur quelques observations isolées, on crut que la petite vérole n'empêchoit pas de prendre la Vaccine : dans la suite on a pensé le contraire; l'expérience a montré qu'on ne pouvoit pas trancher la question, et que l'affirmative, comme la négative, souffroit certaines exceptions. Les personnes qu'on a inoculées de la Vaccine, quoiqu'elles eussent eu la petite vérole auparavant, ont présenté trois cas différens.

Les unes ne l'ont point prise du tout, l'insertion du virus n'a rien produit; les autres ont eu un bouton bien caractérisé, et dont le pus a servi à propager la maladie (1); chez d'autres enfin, et c'est le plus grand nombre, l'inoculation a produit une affection locale qui présentoit avec assez de constance, en raccourci et d'une manière informe, les effets de la Vaccine sur un sujet qui n'a pas eu la petite vérole. Comme la marche et l'aspect de cette affection locale, sont toujours à-peu-près les mêmes chez les individus qu'on

____

(1) Il n'a pas été prouvé que ces personnes eussent vraiment eu la petite vérole, ainsi qu'elles le disoient.

soumet à cette expérience, on peut en donner une description assez exacte.

Dès le second jour, au plus tard le troisième, la piquure s'enflamme, il se forme tout de suite une vésicule très-irrégulière, qui commence à sécher le sixième jour ; elle ressemble à un bouton ordinaire, ou quelquefois à une simple plaie. La croûte est toute formée le huitième ou neuvième jour, mais l'auréole est aussi vive, aussi étendue que peut l'être celle qui entoure la vraie tumeur ; elle dure tout aussi long-temps, seulement elle paroît de meilleure heure ; en général, elle paroît entre le quatrième et cinquième jour de l'inoculation, et elle est moins prononcée et moins rouge ; la démangeaison qu'elle occasionne est très-forte, les aisselles sont douloureuses, les glandes auxiliaires enflées. Il n'est pas rare que le malade ait mal à la tête ou quelques accès irréguliers de fièvre. Quoique ce bouton ressemble quelquefois en petit, beaucoup à la vraie tumeur, ses bords ne sont jamais élevés en bourrelets, ils sont applatis, inégaux, ils ne sont pas tendus et gonflés par la matière contenue ; cette matière, d'ailleurs beaucoup moins abondante, n'est limpide que pendant un espace de temps très-court ; quelquefois même il est difficile de saisir ce moment, l'on n'apperçoit ou l'on ne peut recueillir qu'une humeur purulente. On ne peut pas donner à ce bouton le nom de tumeur, car il n'y a point d'élévation dans les chairs qui l'environnent : il n'y a pas cette induration circonscrite qui fait la base de la tumeur de la Vaccine : s'il y a de la tension autour de la plaie, elle est irrégulière et superficielle ; aussi ce bouton ne laisse pas de cicatrice, mais seulement une tache à la peau. Cependant la croûte qui s'est formée de si bonne heure, ne tombe pas plutôt que celle de la vraie tumeur ; elle présente quelquefois le même aspect, avec cette seule différence qu'elle est moins large et moins épaisse (1).

La matière qui est produite par cette espèce de fausse tumeur, est-elle spécifique ? On n'a point là-dessus d'autre expérience que celle de Genêve : je croirois volontiers, ainsi que quelques autres inoculateurs, qu'elle est susceptible de propager la Vaccine, lorsqu'on la recueille au moment où elle est limpide ; j'ai le regret de n'avoir pas pu employer la matière que de pareilles tumeurs m'avoient fournie, je l'ai vue toute aussi limpide et visqueuse que le virus de la vraie tumeur, et cela dans des boutons qui ne différoient de ceux de la vraie Vaccine, que

____

(1) Il est intéressant d'observer qu'on n'éprouve pas deux fois cet effet de la Vaccine ; j'ai inutilement essayé de le reproduire, en inoculant une seconde et troisième fois les personnes sur qui la première inoculation avoit développé cette fausse tumeur.

parce qu'ils étoient plus petits, que parce que l'auréole avoit paru au quatrième jour, et parce qu'ils avoient été secs au dixième sans avoir produit d'induration dans le tissu cellulaire ; mais voici ce qui est arrivé lorsqu'on a pris l'humeur purulente qu'une de ces petites plaies donnoit.

Le docteur Decarro, à Vienne, avoit inoculé de la Vaccine une personne qui avoit eu la petite vérole ; cette inoculation excita une inflammation et une affection locale, semblable à celle qui a lieu en pareil cas : on recueillit le pus que cette plaie donna, on le porta à Genêve, on en inocula un enfant ; ce pus produisit le même genre d'inflammation qui l'avoit créé : on suivit les inoculations avec la matière ainsi successivement reproduite, jusqu'à la dixième génération : le résultat fut toujours le même, tellement qu'on a été en droit de considérer cette affection locale, non point comme le simple effet de l'insertion d'une matière purulente quelconque, mais comme étant produite par un virus *sui generis*. Voilà le fait que M. Odier a consigné dans la Bibliothèque Britannique. C'est en même temps la seule modification connue du virus de la Vaccine ; supposé donc que l'inoculation pratiquée sur une personne qui a eu la petite vérole, produisît toujours le même effet ; l'on voit que cette espèce d'affection, qu'on a

appelée *Vaccine bâtarde*, n'est nullement à redouter dans la pratique, même elle n'existera
qu'autant qu'on le voudra bien. Cette humeur,
qui n'est point le virus vaccinal, est produite
dans une circonstance qu'on peut éviter, et
ses effets ont un caractère qui la font bientôt
remarquer. Les traits qui distinguent la petite
vérole volante, de la petite vérole, ne sont pas
aussi prononcés ; il suffit de lire la description
que le docteur Odier a donnée, des effets de
ce venin apporté de Vienne. A cette époque,
ce célèbre Médecin n'avoit pas encore réussi à
introduire la Vaccine dans Genêve, il ne la
connoissoit que par les ouvrages des Anglais.
Cependant lorsqu'il vit cette plaie qui se développoit dès le second jour, la rougeur et l'inflammation qui paroissoient dès le second, la
croûte qui étoit toute formée au bout d'une
semaine, et cette matière purulente qui suintoit
dès le cinquième jour, ou même avant, il en
conclut que cette maladie n'étoit pas celle que
Jenner avoit décrite : il ne fut pas étonné lorsque
les enfans sur lesquels ces symptômes rapides
s'étoient développés, prirent la petite vérole.
L'on voit, d'après tout cela, qu'on feroit une
comparaison très-peu juste, si l'on vouloit établir qu'il existe une Vaccine bâtarde, qui est
à la vraie Vaccine, ce que la petite vérole volante est à la petite vérole.

De

De la Vaccine prise immédiatement de la vache.

Les tumeurs qui se sont développées chez les personnes qui avoient pris la Vaccine de la vache même, ont présenté des nuances constantes, qui auroient paru établir une différence entre la maladie accidentelle et la maladie inoculée. Ces tumeurs ressemblent beaucoup aux pustules du pis de la vache ; elles ont une teinte bleuâtre que l'on ne voit point chez les personnes qu'on a inoculées par le fil ou par la piquure. Ces tumeurs, en outre, ont été accompagnées d'un degré d'inflammation plus grand ; la cicatrice est plus étendue et plus profonde ; la croûte se forme plus tard, même quelquefois le bouton a menacé de se changer en un ulcère phagédénique. Les personnes qui avoient pris ainsi la Vaccine, ont été plus indisposées que celles qui l'ont eue par inoculation. Assez ordinairement les servantes des fermes qui prennent la maladie, sont forcées de garder le lit pendant un jour ou deux. Jenner croit que cette différence vient uniquement de la place où l'infection a lieu : que le virus de la Vaccine, inséré sur quelque partie de la main, présentera les mêmes nuances : et que si on les a toujours observées chez ceux qui avoient pris la maladie en trayant les vaches, c'est parce qu'ils ont toujours été inoculés à la main. Cette opinion est probablement fondée : car, deux ou trois personnes inoculées au carpe ou au doigt, ont eu une tumeur également colorée de cette teinte bleuâtre et accompagnée des mêmes nuances. La Vaccine ne se communique jamais que par une inoculation, soit accidentelle, soit intentionnée. Il n'y a point une Vaccine naturelle et une Vaccine inoculée ; elle est la même, qu'elle soit communiquée par la vache ou transportée de l'homme à l'homme.

La Vaccine n'est pas contagieuse.

La tumeur qui caractérise la Vaccine, qui en est l'effet constant, et pour ainsi dire isolé et unique, ne laisse point échapper d'effluves capables de la reproduire. C'est en vain qu'on a essayé de propager l'infection, sans le contact du virus, sur une partie de la peau entamée ou dépouillée de son épiderme ; on a répété plusieurs fois cette expérience, et il n'y a point d'inoculateurs qui ne l'ait faite. Des enfans qui n'étoient pas inoculés ont constamment vécu et couché avec ceux qui l'étoient, ils n'ont pas été infectés : Jenner a fait aspirer la tumeur dans tous ses périodes, sans rien produire. Quelques personnes ont cru que la Vaccine, lorsqu'elle étoit accompagnée d'une éruption générale , pouvoit alors se communiquer par contagion ; mais les observations qu'on a citées ne sont point assez exactes ; on n'a pas prouvé que ces éruptions qui ont propagé la maladie par leurs effluves, n'aient pas été des éruptions varioleuses ; on n'a pas non plus examiné si les boutons produits par ces effluves, n'étoient pas des boutons de petite vérole. Il est de fait, qu'on n'a jamais vu les émanations du virus de la Vaccine, produire la tumeur que j'ai décrite. Lorsque j'ai appliqué du virus frais sur le bras, et que j'en ai frotté la peau, sans toutefois l'entamer, je n'ai rien produit. Si la maladie se communiquoit d'une personne qui l'auroit à une autre qui ne l'auroit pas, ce ne seroit qu'autant que la tumeur étant déchirée, il en échapperoit quelque portion de virus qui toucheroit un endroit de la peau gercée ou coupée ; c'est-à-dire, que ce ne seroit que par le procédé d'inoculation. D'ailleurs, la matière sèche très-vîte, elle est visqueuse, elle adhère fortement à tous les corps sur lesquels elle peut être déposée : au bout de quelques jours le fil qui en est imprégné, sert à peine à reproduire la maladie, quelque soin qu'on employe à le maintenir sous l'épiderme ; ainsi, de toutes les manières, la contagion de la Vaccine est une chimère, on ne peut pas craindre de la voir, comme la petite vérole, se répandre malgré nous : bien loin de-là, nous redoutons sans cesse de la voir s'éteindre, et de ne pouvoir nous procurer un virus assez récent et assez actif pour la propager.

Cette propriété de non-contagion, fait qu'il est assez peu important de savoir si la Vaccine ne préserve pas de la Vaccine, et si elle peut affecter deux fois la même personne : lors même que cela seroit, cela n'empêcheroit pas qu'on dût se la faire inoculer, puisqu'on ne la reprendroit que lorsqu'on se soumettroit volontairement à une seconde inoculation. Il paroît que la Vaccine présente ici des anomalies, peut-être les mêmes que celles que l'on a observées lorsqu'on l'a inoculée à gens qui avoient eu la petite vérole ; la question n'est pas entièrement décidée. M. Jenner a vu une femme qui avoit eu la Vaccine, la reprendre une seconde fois en trayant des vaches malades ; mais il m'a dit lui-même, que dans ce temps-là il n'avoit pas encore une assez grande habitude de cette maladie, pour décider si cette tumeur secondaire étoit absolument la même que la tumeur produite par une première infection. Dans la maison d'inoculation, ceux qui venoient de finir le cours de la maladie, ont toujours resisté à l'essai qu'on a fait de suite de la leur communiquer une seconde fois. Je n'ai eu qu'une occasion de voir cet essai tenté sur une personne qui avoit eu la Vaccine plusieurs années auparavant. Un homme qui l'avoit prise en trayant des vaches, vint à la maison d'inoculation pour être inoculé de la petite vérole ; on ignoroit dans l'endroit qu'il habitoit, que la maladie qu'il avoit eue, et dont il portoit la cicatrice, fût un préservatif contre l'infection variolique : cet homme passa plusieurs semaines, entouré de petites véroles et de vaccines, on lui inocula l'une et l'autre sans rien produire.

De l'Inoculation.

On ne sait point pourquoi la petite vérole inoculée est plus bénigne que la petite vérole naturelle : cela étant, il n'est pas étonnant que les Médecins aient placé la cause de cette bénignité dans la manière dont ils inséroient le virus : quelques-uns crurent bien faire en pratiquant de longues incisions, et en établissant des espèces d'exutoires ; d'autres trouvèrent que la quantité des boutons étoit en raison inverse du nombre des piqûures : d'autres enfin, prouvèrent par de nombreuses expériences, que toutes ces méthodes étoient indifférentes ; à cela près, que des incisions trop profondes ou trop larges et telles qu'on les a faites pendant long-temps, étoient nuisibles, parce qu'elles étoient souvent suivies d'une ulcération ou d'une suppuration longue, et quelquefois prenoit un mauvais caractère.

Ces questions n'ont pas pu occuper les inocu-

lateurs de la Vaccine : leur intention est de reproduire une affection locale, et toutes les méthodes d'insertions qui atteignent ce but, sont
bonnes. Cependant les inoculateurs les plus fa-
meux préfèrent et recommandent la piquure.

Après avoir chargé la lancette de matière, on
a soin de la tenir dans une position perpendicu-
laire, afin que le virus coule sur l'extrémité de
la lancette : en prenant cette précaution, il suffit
d'insinuer le fer sous l'épiderme, assez avant pour
qu'il paroisse une petite goutte de sang, et pas
assez profondément pour traverser le tissu réti-
culaire.

Quoique légère, cette insertion est toujours
suivie du succès, sur-tout lorsqu'on a soin d'es-
suyer la lancette aux lèvres de la plaie presque
imperceptible qu'on vient de faire.

Cette méthode, que les inoculateurs de la
Vaccine recommandent, doit être suivie exactement, parce qu'en arrivant par-là au but que
l'on se propose, on évite les inconvéniens qui
résultent quelquefois d'une pratique différente.

Sans parler du fil ou du vésicatoire, auxquels
on ne peut penser, qu'autant qu'on n'a pas de
matière fraîche, l'insertion par égratignure, ou
par une incision large et profonde, ont causé de
l'inflammation et de l'érysipèle chez les individus
dont le système de la peau s'est trouvé avoir
une grande irritabilité.

Assez ordinairement il se développe autant de tumeurs qu'on a fait de piquures, mais un seul bouton produit chez l'individu l'effet complet de la Vaccine : ainsi, il est inutile d'en multiplier le nombre ; on augmente sans aucune nécessité la somme d'irritation et de mal-aise, qu'occasionne l'auréole qui accompagne chaque bouton : on rend la fièvre plus forte, la douleur des aisselles plus considérable ; et quelques personnes ayant fort inconsidérément fait huit piquures et au-delà, ont eu lieu de s'en repentir, car elles n'ont pu attribuer qu'à ce procédé, les accidens dont quelques-unes de leurs inoculations ont été suivies. Jenner et Woodville ne font qu'une piquure, lorsqu'ils ont du virus frais (1).

Une autre raison nous engage à profiter des avantages de la Vaccine, tels qu'ils existent, et à ne pas la diminuer par des méthodes arbitraires et inutiles : la cicatrice que le bouton laisse, change la peau pour toute la vie ; on voit tous

-----

(1) C'est en grande partie cette multiplicité de piquures qui a causé les érysipèles et les inflammations qui ont rendu la Vaccine si grave à Clapham, près de Londres, si l'on en croit le rapport qui en a été fait. Quelques enfans furent inoculés par quinze piquures ou égratignures : il y a tel individu chez qui un semblable nombre de petites plaies, faites avec un instrument propre, suffiroit pour exciter une inflammation générale de la peau.

Voyez *London medical review*, janvier 1801.

les jours des bras défigurés par la marque des larges incisions que les inoculateurs faisoient il y a vingt ou trente ans. Lorsqu'on n'a pas de motifs particuliers, il ne faut faire qu'une piquure à l'insertion du muscle deltoïde, et sur ce muscle lui-même, si c'est une femme. Ces soins ne sont point ridicules, de tout temps on a adopté l'inoculation, parce qu'elle conservoit la beauté, en même temps qu'elle préservoit de la mort.

Dès le commencement les inoculateurs ont recommandé de mettre un très-grand soin dans le choix des lancettes ; de ne pas employer celles qui seroient rouillées, et d'éviter d'appliquer sous l'épiderme avec le virus vaccinal quelque corps étranger : plusieurs observations ont depuis confirmé la nécessité de ces précautions ; on a vu que la moindre irritation étrangère à celle du virus, dérangeoit le travail de la Vaccine, faisoit manquer l'inoculation, ou la compliquoit d'accidens désagréables.

L'inoculateur doit encore user de précaution dans la manière dont il recueille la matière : il faut prendre garde de ne pas ouvrir et déchirer le bouton lorsqu'on en retire le virus ; car toutes les fois qu'on entame un peu rudement la tumeur de la Vaccine, elle prend une tendance très-grande à la suppuration. Il est fort aisé d'éviter cet accident ; on plonge la pointe d'une lancette bien affilée, dans le bourrelet du bouton, la matière sort bientôt après ; et en piquant ainsi legèrement le bouton en cinq ou six endroits, on en retire tout autant de virus qu'on pourroit le faire en le pressant ou en le coupant : ce procédé a aussi cet avantage, que la tumeur se remplit de nouveau, et fournit de la matière pendant plusieurs jours.

Lorque l'on n'a que du virus desséché, on est forcé de négliger la plupart de ces précautions, et même il faut faire le contraire, et chercher à exciter en inoculant, ce degré d'irritation de la peau, qu'on évite lorsqu'on employe le virus encore liquide.

Conséquemment le fil produira mieux l'effet que l'on attend, si l'incision dans laquelle on le loge a été faite comme une égratignure en déchirant la peau au lieu de la trancher. Si le virus a été recueilli sur une lancette, il ne suffira pas d'en introduire la pointe sous l'épiderme ; la matière trop visqueuse ne s'en détache pas, et l'on fait une simple piquure, comme si l'instrument n'eût point été chargé de virus : il faut donc, après avoir insinué la lancette sous l'épiderme, en soulever la pointe, afin d'en détacher quelque particule de la matière en déchirant une petite partie de la sur-peau.

Lorsqu'on employe le fil, imprégné de la matière desséchée, on en coupe un ou plusieurs morceaux de la longueur de l'incision qu'on a faite, on les place dedans ; on les y assujettit, au moyen d'un petit quarré de linge, qu'on affermit avec un morceau de sparadrap de la grandeur nécessaire ; on contient le tout par une bande. Le linge posé entre l'emplâtre adhésif et la peau empêche le contact nuisible d'un corps gras avec la plaie qu'on a faite, et le fil reste mieux dans l'incision. On peut lever l'appareil vingt-quatre heures après, mais il n'y a aucun inconvénient à le laisser jusqu'au deuxième jour, c'est-à-dire jusqu'au moment où l'on peut voir si l'infection a eu lieu.

Des circonstances dans lesquelles on doit vacciner.

Des expériences répétées par milliers, ont montré que la Vaccine avoit encore sur l'inoculation de la petite vérole cet avantage-ci, que tous les individus pourroient participer à son bienfait. Voyant que cette maladie étoit si bénigne, et qu'elle se bornoit presque à une affection purement locale, les inoculateurs ont essayé de vacciner des sujets, auxquels ils se seroient gardés d'inoculer la petite vérole : le succès a justifié leur hardiesse, et le résultat a toujours été le même, quel que fût l'âge ou l'état de la constitution du sujet vacciné. On auroit tort de croire que les adolescens, ou ceux qui ont passé l'âge de puberté, sont plus fortement affectés par la Vaccine ; on peut tout au plus dire, que les gens âgés s'observent davantage que des enfans qu'un hochet distrait. De-là vient que, chez les premiers on remarque plus aisément la fièvre, ou le mal-aise passager que la Vaccine peut occasionner. Mais jamais on ne l'a vue produire des symptômes graves, dans un âge plutôt que dans un autre. Cela est si vrai, qu'il seroit assez difficile de déterminer le moment où, en général, il conviendroit d'inoculer.

Lorsqu'on connoît la Vaccine, et la fièvre qu'elle produit, on conçoit aisément que dans aucun cas elle ne peut entraîner de danger avec elle : des femmes, dans tous les périodes de la grossesse, des filles dans l'âge critique, ont été aussi legèrement affectées que les autres. L'écoulement des règles ou leur apparition, pendant le cours de la Vaccine, n'ont rien changé à la nature bénigne de cette maladie.

Les praticiens n'ont eu aucune règle de ménagement à établir, et lorsque l'on voudra introduire une inoculation de Vaccine générale, on pourra sans nulle crainte y admettre tous les individus. Mais dans les pays où cette découverte n'est pas encore reçue, et où ses effets ne sont pas encore bien connus, il est du devoir de l'inoculateur de veiller à ce qu'il n'arrive aucun accident capable d'en arrêter la propagation : la Vaccine ne garantit pas de la mort ; si un individu malade d'ailleurs succombe pendant le cours de la Vaccine, quelque évident qu'il puisse être que l'inoculation n'est pas la cause de ce malheur, on ne manquera pas de la lui attribuer.

La dentition n'est point un obstacle ; au contraire, les enfans ont paru mettre des dents avec plus de facilité, pendant le cours de l'inoculation : cela a été si constant, qu'il n'est pas étonnant, que quelques partisans zélés de la Vaccine aient cru qu'elle agissoit directement sur la pousse des dents, et l'accéléroit. Quelques Médecins ne vouloient pas qu'on inoculât la petite vérole aux enfans affectés d'écrouelles, ou même à ceux qui annoncent une disposition à ce vice ; ils prétendoient que la petite vérole le développoit pour le moins. Cette crainte, assez mal fondée, n'entrera jamais dans l'inoculation de la Vaccine : les enfans qu'on a vaccinés, quoiqu'ils fussent sujets aux humeurs froides, n'en ont, on peut dire, éprouvé que du bien. La même chose a eu lieu pour d'autres maladies, comme dartres et autres affections de la peau.

Enfin, la saison n'influe en aucune manière sur le succès de l'inoculation : elle a été également bénigne pendant les chaleurs de l'été et les froids de l'hiver.

Préparations et Traitemens.

Il est à peine nécessaire de dire que la Vaccine n'exige aucune préparation du sujet auquel on veut l'inoculer. L'inoculateur qui cherche à assurer sa réputation et celle de la méthode qu'il pratique, fait assez, en usant des précautions indiquées dans l'article précédent.

Si la Vaccine demandoit un traitement difficile, si ce traitement devoit faire naître autant d'opinions différentes que celui de la petite vérole, la Vaccine n'eût pas été le préservatif d'une maladie, elle en seroit une elle-même. Mais elle agit sur les corps sans que l'art ait besoin d'augmenter ou de diminuer son effet ; et l'on peut dire qu'en général la curation est nulle aussi-bien que la préparation.

En Angleterre on donne assez ordinairement quelques purgations ; pendant et après la Vaccine, dans la maison d'inoculation, on purge assez régulièrement à trois reprises différentes ; mais cette méthode est due à l'habitude où on étoit de la suivre lors de l'inoculation de la petite vérole, et on continue, pour complaire aux préjugés des parens, plus que par nécessité. Dans d'autres parties de l'Angleterre, et dans plusieurs pays, tels que la France et la Suisse, un grand nombre d'inoculés n'a point pris de médicamens, sans qu'il en soit résulté aucun inconvénient ; cependant il y a des cas où ils ont paru utiles et nécessaires.

Lorsque la fièvre est un peu forte, lorsqu'elle est accompagnée de mal de tête, une médecine appropriée au sujet, et qui donne quatre ou cinq selles, abrège beaucoup le mal-aise.

Quelquefois au moment où le bouton sèche, l'inoculé conserve un peu de pâleur, il a les yeux cernés ; alors un léger purgatif est indiqué : une dose de jalap, éguisé d'un ou deux grains de calomel, fait disparoître cette apparence de mal-aise : dès le surlendemain le visage reprend son ton et sa couleur ordinaires.

Les purgatifs sont encore plus nécessaires dans ces cas rares, où l'inflammation du bras devient érysipélateuse, ou lorsqu'un érysipèle, plus ou moins grand, s'étend sur la surface du corps.

Le bouton, ou l'affection locale, demande, de la part de l'inoculateur, plus d'attention et de soins, que l'état de la constitution, le traitement interne dépend des circonstances particulières, propres à chaque individu, la plupart du temps étrangères à la Vaccine ; au lieu que le bouton semble être sujet à certaines modifications, que l'art doit arrêter ou chercher à diminuer.

L'inflammation du bras, qu'on a mise au rang des symptômes accidentels de la Vaccine, dispa-roît ordinairement d'elle-même et sans aucun secours de l'art : mais on soulage beaucoup le malade, et on accélère la disparition de cette inflammation, en appliquant plusieurs fois par jour, sur la place qui environne le bouton, des compresses trempées dans l'eau de goulard.

Ces applications, en calmant l'irritation, arrêtent les progrès de l'inflammation de la peau : l'on ne verroit peut-être jamais d'érysipèle, si l'on employoit ce léger moyen, toutes les fois que le bras est enflammé au-delà du cercle ordinaire de l'auréole.

Le même remède devient nécessaire lorsque le bouton a été écorché ; on prévient par-là, la plupart du temps, la suppuration et l'ulcération. Lorsqu'on a négligé cette application, ou lorsqu'elle a été sans effet, si le bouton se change en un ulcère, le traitement varie selon le degré d'irritation qu'offre la plaie. Quelquefois on a été obligé de recourir aux cataplasmes émolliens ; mais en général, il faut les quitter le plutôt possible, et revenir aux applications astringentes, telles que l'acétite de plomb et le sulfatte de zinc.

La Vaccine garantit de la petite Vérole.

Une affection locale aussi legère que celle de la Vaccine, une inflammation, un bouton, en un mot, ne mérite pas le nom de maladie. La Vaccine, comparée à la petite vérole, peut être considérée comme un préservatif ; mettre l'une à la place de l'autre, ce n'est pas un simple échange de maladie, ce n'est pas substituer un mal à un autre mal : l'avantage est évident, le gain est réel et très-grand. Si un vésicatoire avoit la propriété de nous garantir de la petite vérole, il ne seroit pas un remède plus doux que ne l'est la Vaccine : chacun en conviendra. On accordera sans difficulté, que la Vaccine est l'indisposition la plus legère possible ; mais est-il bien vrai que cette indisposition si légère, que ce bouton, nous garantisse de la petite vérole ? ceci n'est pas aussi facile à décider.

Dans les premiers jours de l'inoculation de la petite vérole, on ne pouvoit pas concevoir que la maladie ainsi greffée, fût la même que celle qu'on prenoit par la contagion ; il fallut du temps avant qu'on fût convaincu de leur identité. La Vaccine est un fait bien plus extraordinaire que celui de l'inoculation : elle cadre bien moins encore avec nos préjugés et nos connoissances. Comment nous persuaderons-nous qu'une pustule née sur le pis d'une vache puisse, en se reproduisant sur l'homme, l'empêcher de prendre la petite vérole ? Quelle analogie y a-t-il entre ces phénomènes ? Quelle suite de raisonnemens, quelle théorie appuiera un fait aussi nouveau, aussi étrange ? Il n'y a point de théorie, il faut l'avouer, qui justifie la chose devant le tribunal de notre raison ;

mais

mais l'expérience entasse les preuves, et notre incrédulité, quelque fondée qu'elle soit, est forcée de céder.

Pour prouver que la Vaccine préserve de la petite vérole, je ne pourrai que retracer rapidement les faits que j'ai vus, qui ont déjà été publiés ailleurs, et qui sont consignés dans différens ouvrages.

Lorsque Jenner annonça au public que la Vaccine étoit un préservatif de la variole, il n'appuyoit encore la vérité de cette découverte, que sur la tradition des gens de son pays, et sur un petit nombre d'expériences qu'il avoit faites lui-même. On pouvoit supposer que quelque inexactitude dans ces expériences, ou bien que quelques-unes de ces anomalies auxquelles le corps humain est sujet, avoient induit en erreur ce Médecin ingénieux : si les individus que Jenner avoient inoculés de la Vaccine, n'avoient pas pris la petite vérole, lorsqu'il essaya de la leur donner, on pouvoit croire que ces personnes n'avoient pas dans ce moment la disposition nécessaire : quelques exemples peu nombreux n'étoient pas concluans ; souvent on a inoculé trois ou quatre fois la petite vérole avant que de réussir ; souvent un homme a été exposé aux miasmes de cette maladie, sans la prendre ; ce n'est que plusieurs années après que la contagion a pu avoir prise sur lui et l'infecter. L'ouvrage de Jenner excitoit

F

donc la curiosité et l'intérêt, sans entraîner la conviction ; cela est vrai, mais depuis la publication de cet ouvrage, les inoculations de la Vaccine se sont tellement multipliées, que toutes ces objections sont renversées : le doute n'existe plus que pour ceux qui ignorent l'histoire de cette découverte, ou pour ceux qui rejettent le témoignage de ses nombreux historiens.

Il est de toute authenticité qu'en Angleterre, en France, en Suisse, en Hollande et en Amérique, plusieurs milliers de personnes ont été inoculées de la Vaccine ; il est également reconnu que ces personnes n'avoient pas eu la petite vérole auparavant, et qu'elles ne l'ont pas prise depuis lors. Cette découverte a trouvé des antagonistes comme toute autre nouveauté ; tout ce qu'il y a de gens de l'art, a pu vérifier la vérité de la chose ; cependant personne encore n'a rapporté un exemple contraire à l'assertion de Jenner. Si l'on dit qu'il n'y a que quatre ans qu'on pratique cette nouvelle inoculation, et que dans un espace de temps aussi court, l'on n'a pas pu approfondir cette matière, l'on peut répondre que l'étonnante rapidité avec laquelle cette méthode s'est répandue, supplée à la briéveté de sa durée. Dans presque toutes les provinces de l'Angleterre, on a inoculé plusieurs centaines d'individus, à Londres, un seul Médecin, M. Woodville, en avoit inoculé trois mille en moins de deux années. Si la Vaccine n'étoit pas un préservatif, est-il probable que parmi tant de personnes, aucune n'eût été atteinte par la contagion variolique, qui a régné partout, et continuellement? D'ailleurs, le plus grand nombre de ceux qui ont eu la Vaccine, a été soumis à l'épreuve réitérée de l'inoculation de la petite vérole ; tous y ont résisté. Le nombre de ces expériences est si grand aujourd'hui, qu'on ne peut plus mettre en doute la réalité de la découverte de Jenner.

Il faut bien distinguer de la petite vérole, cette affection locale qui en a les caractères, et que le virus variolique peut produire sur quelque partie du corps d'une personne qui a déjà eu ou la petite vérole ou la Vaccine.

Lorsqu'on a inoculé avec le venin variolique, les individus qui avoient eu la Vaccine, ordinairement cette inoculation n'a rien produit du tout ; les piquures qu'on avoit faites ont séché sans produire aucun accident ; d'autres fois cette insertion du virus de la petite vérole, a été suivie d'une inflammation de la peau qui a disparu au bout de cinq ou six jours : enfin, dans quelques cas assez rares, l'inoculation a produit un bouton de petite vérole à la place même où le virus avoit été inséré.

Je citerai un seul de ces cas, parce qu'il a été observé par plusieurs Médecins, et qu'il est accompagné d'un degré d'authenticité qui

malheureusement manque souvent à plusieurs ex-
cellentes observations de médecine.

Trois enfans de M. Schiels ayant eu la Vaccine
une année auparavant, furent le printemps passé
exposés aux miasmes varioliques, dans l'hôpital
de la Petite-Vérole de Londres : on les inocula
en même temps à chaque bras. Sur deux de ces
enfans, l'inoculation ne produisit qu'une rougeur
éphémère : chez le troisième, il se développa à
la place d'inoculation, un bouton absolument
semblable à un bouton de petite vérole ; il sup-
pura, forma une croûte, et la matière qu'on en
retira, et avec laquelle on inocula, donna une
petite vérole parfaitement caractérisée. Ce fait
s'est passé dans la maison d'inoculation, sous les
yeux de plusieurs inoculateurs Anglais : ils n'en
ont pas moins considéré ces trois enfans comme
une nouvelle preuve du pouvoir que la Vaccine
a de garantir de la petite vérole. Ces Médecins
n'ont vu dans ce bouton variolique qui a paru
sur l'un de ces enfans, qu'une affection locale,
qui auroit pu également se développer, si cet
enfant avoit eu la petite vérole au lieu de la
Vaccine. En effet, l'opinion de ceux qui se sont
beaucoup occupés de la petite vérole, et que
leur pratique a mis à même d'observer un grand
nombre de cas, est celle-ci : l'on ne prend pas,
et l'on n'a pas deux fois la petite vérole ; mais
si on l'inoculoit à tous ceux qui l'ont eue, plusieurs d'entre eux offriroient le même fait que

cet enfant de M. Schiels. Une seconde inoculation n'affecte pas la généralité du système, mais
la maladie causée par une première infection,
n'ôte pas toujours à la peau et au cuir, la faculté
de réagir lorsque le même virus les irritera. L'action spécifique de ce virus peut changer, encore
une seconde fois, la disposition de l'organe qu'il
touche immédiatement, et cet organe ainsi mo-
difié, reproduira un virus du même genre, capable d'affecter la constitution d'un individu qui
n'aura pas encore été soumis à son influence. Si
dans les cas dont nous parlons, l'individu éprouve
du mal-aise ou de la fièvre, c'est une suite de
l'irritation locale et de la sympathie qui existe
entre le système de la peau et d'autres organes,
tels que l'estomac et les intestins.

Ces cas d'une seconde infection locale ne sont
point rares; il existe même peu de personnes qui
n'aient pas eu occasion de voir quelques boutons
de petite vérole, chez des individus qui avoient
eu cette maladie, plusieurs années auparavant :
les gardes-malades, les nourrices, souvent les
Médecins-inoculateurs, ont fourni ces exemples ;
seulement on a négligé de soumettre ces boutons
à la pierre-de-touche, c'est-à-dire qu'on n'a pas
essayé d'inoculer avec le pus qu'ils contenoient.
Dezoteux cependant rapporte une expérience de
ce genre : tous ceux qu'on inocula avec le pus
que fournit un de ces boutons, eurent une petite
vérole aussi complette que si la matière avoit été

prise sur un sujet varioleux (1). Je ne doute pas
qu'en essayant la même chose, on n'obtienne le
même résultat, car ces boutons ont la même apparence et suivent la même marche que ceux de
la petite vérole. Nous étions tellement persuadés
de cela, M. Wachsel et moi, que nous négli-
geâmes une occasion d'en faire l'essai sur une personne qui n'eût laissé aucun doute. Sarah Fosset
avoit été inoculée à la maison d'inoculation par
M. Wachsel, et le journal de la maison portoit
que l'inoculation avoit réussi ; l'éruption d'ailleurs, quoique légère, avoit laissé quelques tra-
ces. Cette femme perdit d'une petite vérole con-
flente, un enfant qu'elle nourrissoit ; deux ou
trois jours après, elle eut au visage et sur la joue
où la main de l'enfant avoit toujours reposé,
dix-neuf pustules tout-à-fait semblables à des boutons varioliques : ces pustules suppurèrent, for-
mèrent des croûtes et laissèrent des marques ; le
visage fut enflé et douloureux. Il seroit inutile
de recueillir ici un plus grand nombre de faits
analogues ; il suffira de dire que de quinze à vingt
mille personnes qui avoient eu la Vaccine lorsque
je quittai l'Angleterre, aucune n'a pris la petite
vérole par contagion ; et si l'application du virus
variolique a produit sur quelques-unes une affection locale, mais varioleuse, la même chose a lieu

____

(1) Traité d'Inoculation de Dezoteux et Valentin, p. 199.

sur des sujets qui ont eu la petite vérole naturelle ou inoculée.

L'on ne peut se refuser à des expériences aussi nombreuses, certifiées par les Médecins les plus considérés, et appuyées par le témoignage du public intéressé dans cette affaire. Le seul doute qu'on élève encore, est celui-ci : la Vaccine, demande-t-on, est-elle un préservatif pour la vie entière ? ne faut-il pas attendre un siècle ou cinquante ans avant de prononcer sur les propriétés de ce moyen prophylactique ? Tous ces individus que l'on cite, n'ont subi l'épreuve que depuis deux ou trois ans. Dans une affaire où l'analogie ne peut nous guider, où les faits seuls nous instruisent, forment notre croyance, décident notre jugement et notre conviction, quelle certitude avons-nous sur la durée de l'effet de la Vaccine ? ne devons-nous pas sans cesse frémir de voir ceux qui l'ont eue, victimes tôt ou tard de leur sécurité? J'ai souvent entendu faire cette objection, je me suis gardé d'y opposer des raisonnemens ; je n'ai point cherché à montrer que la nature de ce préservatif entraînoit avec elle une espèce de certitude de sa durée, parce que la Vaccine ne nous garantit pas de la petite vérole en neutralisant le virus de cette contagion, mais en opérant un changement dans notre organisation. Les raisons pathologiques ne sont pas d'un grand poids, l'expérience vaut mieux : encore ici elle nous rassure, et détruit les objections.

Si l'on n'a inoculé la Vaccine que depuis trois ans, la maladie règne dans les fermes depuis près de cinquante ans ; elle y est connue depuis ce temps-là pour le moins. Nous avons vu qu'elle est la même, qu'elle soit communiquée par la vache, ou transportée de l'homme à l'homme. Or, nous avons des sujets qui l'ont prise en trayant les vaches, il y a trente ou quarante ans, et qui depuis lors ont toujours résisté à la contagion, ou aux essais qu'on a faits de leur inoculer la petite vérole.

Ces mêmes individus et leur nombre est assez grand, vu que la Vaccine est endémique dans plusieurs comtés de l'Angleterre ; ces mêmes personnes, dis-je, qui ont eu la maladie il y a plusieurs années, nous ont montré que ce virus, en agissant sur nous, avoit la propriété de nous garantir de la contagion variolique, sans produire aucune autre altération dans notre corps. J'en ai vu plusieurs, ils jouissent et avoient toujours joui de la santé ordinaire aux autres hommes : ainsi ce que l'on a pu dire du danger d'introduire un virus inconnu, capable d'envenimer nos humeurs, n'est nullement fondé ; l'expérience nous donne la certitude du contraire.

F I N.

PARIS, DE L'IMPRIMERIE DE STOUPE.